针刀临证践行悟录

杨戈　著

U0335634

中国中医药出版社
·北 京·

图书在版编目（CIP）数据

针刀临证践行悟录 / 杨戈著 . —北京：中国中医药出版社，2020.11

ISBN 978-7-5132-6267-5

Ⅰ . ①针… Ⅱ . ①杨… Ⅲ . ①针刀疗法 Ⅳ . ① R245.31

中国版本图书馆 CIP 数据核字 (2020) 第 101063 号

中国中医药出版社出版

北京经济技术开发区科创十三街 31 号院二区 8 号楼

邮政编码　100176

传真　010-64405721

三河市同力彩印有限公司印刷

各地新华书店经销

开本 787×1092　1/16　印张 10.25　字数 216 千字

2020 年 11 月第 1 版　2020 年 11 月第 1 次印刷

书号　ISBN 978-7-5132-6267-5

定价　48.00 元

网址　www.cptcm.com

社 长 热 线　010-64405720

购 书 热 线　010-89535836

维 权 打 假　010-64405753

微信服务号　zgzyycbs

微商城网址　https：//kdt.im/LldUGr

官 方 微 博　http：//e.weibo.com/cptcm

天猫旗舰店网址　https：//zgzyycbs.tmall.com

如有印装质量问题请与本社出版部联系（010-64405510）

作者简介

杨戈，副主任中医师，毕业于湖北中医药大学中医系。他于1991年创建郑州管城杨戈中医诊所，该诊所是河南省较早在临床使用小针刀治疗疾病的医疗单位，杨戈大夫在该诊所主诊已27年，临床经验丰富。

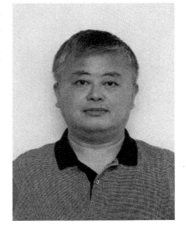

杨戈现任职务：

河南省省立医院针刀医学科主任

中华中医药学会针刀医学分会常委

世界中医药学会联合会针刀医学专业委员会副会长

中国中医药研究促进会针刀医学专业委员会副秘书长

北京汉章针刀医学研究院河南学术部主任

河南省针刀医学会副秘书长

郑州管城杨戈中医诊所主任

郑州市管城区政协委员

杨戈近年来分别在全国和省级刊物发表论文10余篇，如《针刀在内科学中的应用》《针刀治疗软组织损伤》《针刀治疗糖尿病》《利用针刀医学原理治疗头痛》《利用针刀医学原理治疗痛风》《颈椎病以及颈椎相关病临床诊疗新思路》《人体网状结构与网眼》《针刀辨因论治腰椎间盘突出症的临床研究》等；2016年10月出版专著《针刀辨因论治》（中国中医药出版社）。

2009年在郑州市管城区卫生局举办的中医适宜技术推广中，担任讲师，为管城辖区的各乡镇卫生院培训基层医生，传授中医适宜技术。

2009年至今连续在北京国际针刀学术交流大会上发表专业学术演讲。

2011年在郑州市卫生局评选的郑州名医名方筛选中，获得郑州市名医称号。

2019年《针刀辨因论治腰椎间盘突出症的临床研究》获得河南省首届医学科技进步三等奖。

河南省省立医院针刀医学科是河南省首家以针刀医学作为主要临床治疗手段的省级三甲医院。

郑州管城杨戈中医诊所被北京汉章针刀研究院设立为针刀医学——郑州市临床培训中心，为省内外先后培养基层针刀医生一百多名，大多医生在临床中获得良好的疗效，受到当地群众的欢迎。

杨戈临床近30年，治疗病人近10万，针对世界三大疑难病之一的慢性软组织损伤，通过学习，刻苦钻研，继承朱汉章教授所发明的针刀医学，积极开拓创新，古为今用、洋为中用、博采众长、融会贯通、举一反三、与时俱进，基本上使这一顽症得到根除，对临床常见的颈椎病、腰椎间盘突出、膝骨性关节炎、风湿、类风湿等有确切、良好的疗效；熟练掌握中医博大精深的知识，临床上大胆应用内病外治、外病内治等辨证治疗方法，为群众解决问题，声名享誉海内外。许多美国病人、俄罗斯病人以及同行来诊所治疗或学习；中华中医药学会针刀医学分会及世界中医药学会联合会针刀医学专业委员会的领导经常到诊所观摩和指导。

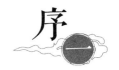

1976年标志着一个时代的开启。这一年，朱汉章教授通过一个偶然的病例发明了针刀技术，此后经过从业者几十年的不断完善和发展，针刀医学已经发展成为一门相对独立的交叉学科。针刀医学的出现，注定在中国医学史上留下一笔。

作为一种新兴的准外科技术，针刀疗法介于保守疗法和手术疗法之间，填补了二者之间的空白，为临床医生提供了一种新的选择，对以运动系统慢性损伤为代表的多种疾病具有极为重要的意义。超声引导技术出现以后，针刀技术再次上了一个新台阶，有效地克服了非直视条件下针刀治疗的不利因素。与此同时，一方面针刀技术在国外有一定程度的传播，另一方面国外医生也在进行类似尝试，他们采用超声引导下的经皮针刺切开术治疗掌腱膜挛缩、肌腱炎、腕管综合征等疾病，发现该方法既简便，同时也节省费用。非常巧合的是，他们所用的工具是注射针头，这与朱汉章教授发明针刀之前用的工具是相同的。这说明，第一，有价值的技术是没有国界的；第二，中国针刀在世界上是有领先优势的。

此外，针刀医学的出现在客观上重现了被遗忘的针灸学内容。《黄帝内经》时代的针灸学是多元化的针灸学，既有取法于毫毛的毫针，也有取法于氂的圆利针；既有取法于綦针的长针，也有取法于剑锋的铍针；既有作用于经穴通过补虚泻实的调气刺法，也有作用于阿是穴的解结刺法，还有作用于化脓病灶的大泻刺法。与方药相比，针刺疗法本来就是外科手段。然而随着针具以及观念的转变，近现代针灸学的外科属性消失殆尽。有价值的临床技术不会失传，但会改变表现形式。当软组织松解术难以通过针灸学的舞台表现出来时，它选择了以针刀的方式重现江湖。从某种意义上说，针刀医学的出现使得几乎被遗忘的传统技术再次回到现实。

本书作者杨戈主任从事针刀医学工作几十年，在长期的临床工作中积累了大量的实践经验。但本书没有因循常见的按部位和疾病划分章节的方法，而是将临床工作中的点点滴滴、所思所感所悟，按照主题记录在本书之中，在介绍针刀技术的同时，充满了作者对针刀和中西医的认识和感悟，非常值得阅读和收藏。

北京中医药大学　张义
2020年4月15日

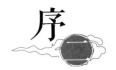

今受吾友杨戈先生所托为其佳作写序，自是非常高兴。杨戈先生从医数十年，经验丰富，为人谦和，后学针刀医学多年，在业内也颇有声名，近年被各大医院争相聘请，仍不辞辛劳奔走于病患当中，妙手回春之事不绝于耳！吾与杨戈先生相交有年，知之甚深，其从不为铜钱折腰，医者之德高尚。百忙之中不忘为往圣继绝学，还在孜孜不倦为后学者写书立说，将自己平生所学记录于卷中，推而广之，以免后来者行弯路，就此等精神难能可贵，在当下物欲横流之际，杨先生仍续大医精神"誓愿普救含灵之苦"，传道于后学，拳拳之心可见一斑。

杨戈先生临床经验丰富，学术见解独特，此书一成，必能给大家带来一定的收获，具有重要的临床指导意义，这也是杨先生继《针刀辨因论治》出版后，积蓄多年，取长补短，再次奉献给大家的力作。在其成书过程中不乏辛劳费思，辗转成册，杨先生不求万世之功名，只愿留经验于杏林，与同仁共勉！今出版在即，盛情相邀，理当勉力而为，故欣然为之序！

朱秀川

2020 年 4 月 15 日

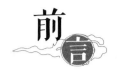

前言

　　随着时间的推移，人类对疾病的认识提高到了一个新的阶段，我们在旧的认识的基础上，加上中医的文化、整体观和科学观，对不好治的疾病重新梳理，改进思路，"有心插花花不开，无心插柳柳成荫"，这一新境界，为我们将来的医生职业生涯奠定更坚实的基础。

　　针刀医学的创立和发展，给我们另辟蹊径，从学习和应用小针刀的第一天起，诸多疾病，甚至是要做手术的疾病，均被小针刀"降服"。朱汉章教授论及针刀良效时，明言"这不是偶然，这是必然"，为什么这样说呢？

　　现代的医学，存在着两大体系：中医体系和西医体系，这两大体系很难深度沟通，究其原因，乃因思维的方式和方法的不同。中医从生活中来，看天看地看人，和自然一道，不合道，就是偏差，偏差多了，就是病。看病先看症状，从六经辨证（为说明问题，其他辨证先省略），到辨证论治，治疗主要依靠中药和配伍配方，寒热温凉、四气五味，因此，中医称之为"纠偏"，这个是可以理解的，这里存在一个问题，就是，如果药物不能够达到纠偏的目的，中医该怎么办呢？我们再来看西医，对微生物的认识，在西医上升到了前所未有的高度，抗生素的使用以及手术的广泛开展，使人的"偏性"得到了"彻底的"治疗，一个老专家说得好："有什么东西就有什么病，没有什么东西就没有什么病。"但是，人体是一个整体，想要"赶尽杀绝"，也不是那么容易做到的。

　　我们谈到，医学有欠缺，我们必须正视和面对。像现在的"肿瘤""心脑血管病""血液病""肾衰""风湿""类风湿""退行性变"等，无不在时时刻刻拷打着我们这些医务人员的神经或者拷问着我们的心灵。

　　针刀医学融合了中西医学对疾病的认识，创制了"小针刀"这个医疗器械，用思想作为主导，使临床很多问题"迎刃而解"。

　　我们可以概括地解释中医、西医、针刀医学对人体疾病治疗的性质和范围。

　　中医的"辨证论治"，是对疾病发展到每个阶段的概括和总结，用"汗、吐、下、和、温、清、消、补"八法一一化解，但是，"病体"不除，难以断根。从某种意义上来讲，中医是"辨证审因"，在疾病这条线上，积极对付病人此时此刻的"症状"，缓解完了，就没人再去"看病了"，因没除，疾病卷土重来的可能性很大。

　　西医的治疗，弥补了中医"治症"的不足，对于病原体、微生物，疾病的病灶，查清楚看明白，可以讲是"明察秋毫"，但是治疗起来，依然会有许多问题解决不了，虽然发明了多种手术器械，但是依然不能解决某些疾病"复发"的问题。

针刀医学"打破砂锅问到底"，努力解决"为什么"的问题，"病体"是什么？为什么会产生？怎么解决掉？站在中医和西医的肩膀上，"辨因论治""破体致用""未病先治"，终于使我们医生的思维不再局限在"中医、西医"，融合了"抽象思维和形象思维"，在"症""病"和"因"三方面全方位、全过程地思考疾病，看待疾病，治疗疾病。因此，朱汉章教授说：针刀医学发明的偶然性，其实是具有必然性，是社会在进步，思想在提升，不是某个人的，是属于全人类的。

笔者于2016年出版了《针刀辨因论治》，而《针刀临证践行悟录》是其姊妹篇，辑录了笔者从医近30年来，对医学以及针刀医学的感悟。临床感悟辑录，是站在"针刀医学"的角度，重新接受疾病和疾病赖以生存的病体对我们医务人员神经的拷打和心灵的拷问，不逃避，不躲避，直面以对。

本书一些观点和内容，难免有不妥之处，敬请读者批评指正。

杨戈

2020年春于郑州

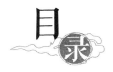

目录

一、两个典型病例

1.脑干胶质瘤

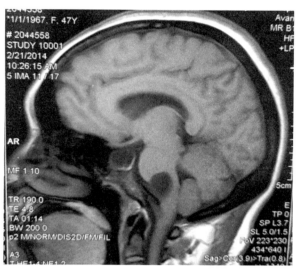

2015年3月16日

一诊：病人患脑干胶质瘤，在北京首都医院确诊，不敢做手术，寄希望于保守治疗。病人坐轮椅到诊所，由于颅压高，还打着吊瓶。主诉：右半身麻瘫1年，颈部僵硬，头晕，语言不利，吃饭恶心呕吐，左侧眼珠不能转动。经与病人家属沟通，愿意承担一切治疗后果。针刀治疗1次，主穴：风府、大椎，开中药7剂：葛根15g，桂枝10g，白芍10g，姜半夏10g，黄连6g，厚朴6g，大黄6g，枳实6g，干姜6g，大枣6g，甘草6g（葛根汤加减，先通颈椎的经络），水煎服，一天一剂，分两次服用。（以下中药均遵此炮制服用，不再一一赘述）。

2015年3月19日

二诊：昨天由于病人几天未大便（最长20天不大便），自行泡番泻叶水茶饮，今日大便，恶心减轻，吃饭尚可，自行走到诊所。

2015年3月20日

三诊：颈椎、腰椎处，针刀治疗1次，艾灸神阙、足三里，开中药同上方7剂。

2015年3月22日

四诊：嘴发木，没劲，眼有红丝，考虑病人虚不耐补，艾灸上火，暂停艾灸，静待观察。

2015年3月23日

无吐、无晕，基本情况可，嘱病人将小艾条带回去自己灸右半身外侧经脉处（治痿独取阳明）。

2015年3月27日

病人昨天感觉头晕，今日好转，大便仍干。自行吃泻药1次。

2015年3月29日

腹胀，不排气，右半身出汗，肌肉发紧，针刀治疗一次，开中药7剂同上方加白术6g，莱菔子6g，去桂枝（调理营卫暂缓，顺气通便为先）。

2015年4月6日

由于腹胀便秘，病人担心，自行去医院准备住院治疗。医院对症处理后又返回诊所继续治疗。

2015年4月7日

腹胀，针刀治疗一次，开中药7剂，葛根15g，白芍10g，姜半夏10g，黄连6g，厚朴6g，大黄6g，枳实6g，白术6g，莱菔子6g，干姜6g，大枣6g，甘草6g。调和营卫，泻腹通便，由于病人艾灸导致局部起泡，给小药酒1瓶外用，消炎生肌。

2015年4月12日

病人又有5天不大便，投一剂小承气汤，"急则治其标"。

2015年4月14日

上剂服用后，病人依然头晕，大便不行，针刀治疗一次，开中药7剂：柴胡9g，葛根9g，桂枝6g，白芍6g，大黄6g，枳实6g，芒硝6g，干姜6g，大枣6g，甘草6g。（加柴胡梳理肝气，调整气机，意图共奏通便之功）。

2015年4月15日

今日又回顾一下病人情况，头晕呕吐减轻，纳可，但大便不行，扪心自问，到底为何？如何进行下一步的治疗和调理？"久病必虚，久病必瘀"，下次开药拟方济川煎加桃核承气汤（此病复杂，多方考虑，务求周全，一方面胆大，一方面心细，不出纰漏）。

2015年4月21日

病人来月经第四天，从北京回来带药没有吃，不能低头，头晕，大便1周未行，几天眠差，针刀治疗一次，开中药7剂：柴胡根10g，黄芩10g，姜半夏15g，生姜30g，大枣30g，炙甘草15g，桂枝18g，白芍36g，黄连6g，紫苏叶6g，生晒参10g，黑桑葚30g，云茯苓30g，大黄15g，肉桂10g，芒硝6g。（正好有一中医朋友来访，拟上方。）

2015年4月27日

上次服药，大便已行，仍干，月经10天未净，左右扭头尚可，不能向下低头，第二颈椎棘突处不舒服，针刀治疗一次，上方也没见立竿见影的效果，弃用，以自己思路进行。开中药7剂：当归15g，牛膝6g，肉苁蓉9g，泽泻4.5g，升麻3g，枳壳3g。（济川煎，专治老年便秘。）

2015年5月4日

大便又有七八天未解，右肩抬不起来，头晕减轻，上次中药没有喝完，针刀治疗一次。

2015年5月7日

大便干，肚脐贴大黄膏；左肩周疼，贴一张膏药对症处理。

2015年5月11日

大便多日未行，左手、左眼不适。颈椎、腰椎处，针刀治疗一次，开中药7剂：柴胡6g，当归6g，白芍6g，郁李仁6g，麻子仁6g，枳实6g，厚朴6g，桃仁6g，陈皮6g，姜半夏6g，甘草6g。（桃核承气汤加减）

2015年5月18日

大便20多天仅行2次，吃泻药，右腹不蠕动。颈椎、腰椎处，针刀治疗一次，开中药7剂同上方。

2015年5月26日

身体感觉尚好，针刀及中药暂停一次，贴膏药于肩峰、胃俞、环跳处，连贴3天，活血化瘀，温经通络。

2015年6月2日

现在能低头，头不晕，针刀治疗右半身，颈椎、腰椎、胸椎、右臂、腿等处，开中药7剂同上方。

2015年6月3日

扎针刀后有反应，身体疼痛、麻木、无力，继续吃中药，休息。

2015年6月13日

颈椎、腰椎处，针刀治疗一次，开中药7剂同上方。

2015年6月15日

针刀治疗一次，开中药7剂同上方。

2015年6月22日

颈椎不适，针刀治疗一次。病人今日回老家，带半个月的中药回去服用。

2015年7月15日

昨天病人不慎摔倒，后脑勺着地，现颈椎、右肩、右腿不舒服，走路不稳，大便正常，未用西药，针刀治疗1次，开中药30剂同上方。

（今日病人来复诊，自述可以自己做饭。纳可，腹胀明显好转，眠可，大便也基本正常，不吃西药也可以自行大便。查体：血压105/65mmHg，心率、脉象正常。已停用一切西药，中药同上方又开了1个月，带回家服用。）

2015年8月21日

颈椎、腰椎、身体右侧重。针刀治疗一次，开中药 1个月同上方加红参6g，牛膝6g——柴胡6g，当归6g，白芍6g，郁李仁6g，麻子仁6g，枳实6g，厚朴6g，桃仁6g，陈皮6g，半夏6g，红参6g，牛膝6g，甘草6g。调理气血，润肠通便。

2015年9月15日

右半身不适，针刀治疗一次，开中药7剂。身体感觉已可，中药换方如下：独活3g，香附3g，姜半夏3g，陈皮3g，茯苓3g，白术3g，蒲公英3g，佩兰3g，当归3g，红参3g，桂枝3g，白芍3g，干姜3g，大枣3g，甘草3g。

2015年10月20日

颈椎、腰椎、右胯不舒服，腿窝酸。针刀治疗一次，开中药15剂同上方。

2015年11月16日

血压125/80mmHg，右胯酸沉，右手麻，比以前有劲了，大便7天1次，扎1次针刀，开中药同上15剂，去桂枝，加肉桂3g，增加温里作用。

2015年12月17日

血压105/60mmHg，走路尚稳，体重增加，病人自述中药有点辣，导致眼睛不适。针刀治疗一次，开中药30剂，同9月15日药方：桂枝改肉桂，去干姜，加枸杞子3g，菊花3g。

2016年1月14日

针刀治疗一次，开中药15剂，同9月15日药方：桂枝改肉桂，去干姜，加火麻仁3g。

2016年2月24日

大便每天1次，针刀治疗一次，开中药同上方20剂（2016年1月14日）。

2016年3月22日

右边半身不遂，大便每天1次，便干用开塞露，针刀治疗一次，开中药15剂：独活3g，香附3g，姜半夏3g，陈皮3g，茯苓3g，白术3g，蒲公英3g，佩兰3g，当归3g，红参3g，肉桂3g，白芍3g，甘草3g，火麻仁3g，熟地黄3g，五味子3g。

2016年4月26日

病人血压正常，来月经第7天，头痛。针刀治疗颈椎、腰椎一次，开中药15剂，同上方。

2016年5月25日

颈椎、后脑勺不适，右胯痛，右腿抬不动。扎1次针刀，开中药15剂同上方。

2016年6月28日

颈椎、右侧腰椎痛，胳膊不舒服。扎1次针刀，开中药同上方20剂，配伸筋丹4支口服，每日一次，每次三粒，睡前半小时温白开水送服（国药准字，药物成分含制马钱子，以下服用方法皆同此）。

2016年7月29日

右侧半身不遂，左侧颈部不适。扎1次针刀，开中药20剂同上方，配伸筋丹4支口服。

2016年9月5日

右半身不适，生气，气不顺。扎1次针刀，开中药同上方10剂。伸筋丹5支口服。

2016年10月6日

颈椎，右侧肩周不舒服，无力。扎1次针刀，开中药同上方20剂。

2016年11月10日

便秘，今日侧体重62kg，较前体重增加，右半身仍没劲，身体恶寒。扎1次针刀，开中药10剂，独五味加火麻仁3g，莱菔子3g，生地黄3g，熟地黄3g，葛根3g，山药3g。（独五味是借鉴自制方，由独活、肉桂、香附、佩兰、蒲公英五味药组成，共奏温里散寒，行气活血，促进新陈代谢的作用。）

2016年12月7日

右半身不适，在家织毛衣时感觉头晕。扎1次针刀，开中药10剂同上方，配合伸筋丹，同上服用。

2017年1月17日

颈椎、腰椎不适。扎1次针刀，调理，开中药20剂同上方，病人自述感冒上火，眼有血丝，给与黄芩3g，枳壳3g，连翘3g，菊花3g，回去开水冲泡喝水。

2017年3月21日

调理身体，扎1次针刀，开中药20剂，葛根3g，肉桂3g，香附3g，佩兰3g，蒲公英3g，独活3g，莱菔子3g，枳实3g，大黄3g，熟地黄3g，厚朴3g。煎服法同上。

2017年5月9日

颈椎、腰椎不适，身体右侧重，吃中药大便每天1次。扎1次针刀，开中药20剂同上方，伸筋丹3支，每天1次，每次5粒，睡前半小时服用（身体可，增加2粒）。

2018年5月15日

早上起床感觉手胀，扎1次针刀，开中药7剂，独五味加茯苓3g，山药3g，葛根3g，配合伸筋丹10支口服。

2018年5月24日

月经10多天没有干净，停药静观。

小结：从2015年3月16日到2018年5月24日，病人已经在诊所调理了3年有余，从痛苦不堪到生活自理——对生活的渴望已经变成了现实。除了疾病本身对病人的折磨以外，治疗都是在病人身心均可耐受的范围内进行，轻松不痛苦，针刀配合中药以及艾灸，彰显中医之力，结果令病人及家属非常满意。笔者于2019年4月还对病人进行了脑部的复查，发现胶质瘤依然存在，只是位置发生了偏移。由衷感叹人体生命的能量是多么的强大。

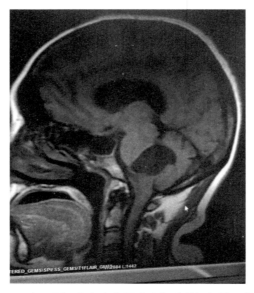

2019年4月河南省省立医院脑部磁共振扫描图像

2.肝豆状核变性

治疗地点：郑州管城杨戈中医诊所

这是笔者近几年治疗的一例病人，得知病情，病人及家属如雷轰顶，经各家医院保守治疗，效果不好，手术不宜，康复治疗需要大量的费用支出，由于经济困难，整个家庭笼罩着乌云。

2015年4月24日

医院诊断：肝豆状核变性——脊髓型急性联合变性，脑梗死，高血压4年，去年5月份摔倒不能站立，右脚踝骨折，现在病1年，不会走近1年，坐轮椅，生活不能自理。在其他地方扎针吃中药，效果不明显。血压140/90mmHg，行针刀治疗1次，试试看，未开中药。

2015年4月28日

信息回馈，有效果，愿意治疗一段时间。查体：腿伸不开，神经紧张，在家做艾灸熏腘窝。笔者嘱咐家属让在病人腰椎处也做艾灸（十腿九腰，腿部神经的发出地）。

2015年4月30日

双腿伸不直1年，针刀治疗，选颈椎、胸椎、腰椎、双跨、腹直肌、髂前上棘、髂胫束、腘窝、三阴交、太冲、大敦处，扎1次针刀，送3支艾条给病人回去自己灸。

2015年5月6日

用力伸腿好点，伸腿时腹部紧张，腰部屈曲，不能平放。

2015年5月7日

双腿紧张伸不直，针刀治疗，胸椎，腰椎，棘上韧带，股骨大转子，小转子韧带附着点。股四头肌内侧韧带附着点，腹部，外用小药酒1瓶外用，搓揉患处，活血化瘀，温经通络，扎1次针刀。

2015年5月14日

双腿伸不直，扎1次针刀。

2015年5月21日

双腿伸不直，已经好转，较前灵活，扎1次针刀，送小艾灸3支回去自灸患处。

2015年5月29日

做1次全息灸（将整个后背作为人体的整体，进行施灸的方法），针刀治疗——督脉（体阴而用阳）。

2015年6月8日——6月29日，做针刀4次。

2015年7月6日

左腿不自主上翘，不能站立，扎1次针刀。

2015年7月13日

现手扶扶手，双腿能伸直着地站立，时间1分钟。扎1次针刀。

2015年7月20日

双腿伸不直，现在能站立了，扎1次针刀。

2015年7月27日

双下肢伸直，仍不灵活，扎1次针刀。

2015年8月3日

针刀治疗1次颈椎（刺激神经，加强神经营养供应），慢慢自己在家拄双拐会走，扎1次针刀。

2015年8月10日

现在双腿伸伸开较前灵活，扎1次针刀。

2015年8月17日

针刀颈椎，百会，针刀百会穴时出血喷泉样，然后自止（静脉堵塞，回流不畅）。

2015年8月24日

针刀治疗以腿为主，没有治疗后背督脉一线（因上次出血，恐伤气血）。

2015年8月31日

颈椎，腰椎，双腿伸直不利，扎1次针刀。

2015年9月7日

颈椎，腰椎，扎1次针刀。

2015年9月14日

头颈部穴位，腿，扎1次针刀。

2015年9月23日

腰椎，颈椎。左胯不利，扎1次针刀。

2015年9月30日

扎1次针刀（思路同上，松解软组织、解放神经及营养神经、再松解、再恢复，形成一个良性循环的治疗过程及康复过程）。

2015年11月8日

家属回馈信息，病人已经会扶着轮椅行走。扎针暂停，去其他地方开中药继续服用。

小结：病人从2015年4月24日到9月30日5个多月的时间里，每隔一周针刀治疗1次，病人情况大有好转，医患均感满意。

按语：病人患肝豆状核变性——脊髓型急性联合变性，脑梗死，经人介绍到诊所治疗。经过针刀的松解剥离，调整力线，电生理线路，从铅直样挛缩到伸直双腿，从一刻也不能站立到一人辅助轮椅行走。2016年春节过后（1年后），电话回访家属，生活已能自理。病人来诊所治疗，已经不用人力，自己能自行配合治疗，临床上出现了奇迹，特录之！

此病例虽属个案，但是，在医患之间的通力配合下，所出现的情况，还是要感叹，人体强大的生命力，也对神经康复有了更清晰的治疗思路和信心。

今天（2019年2月13日星期三）3年后又一次回访病人，生活自理，能推轮椅自己行走锻炼。

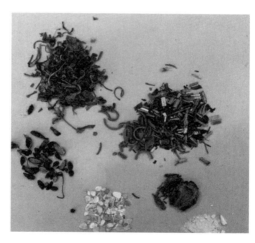

二、论"病"的中医针刀治疗思路

中医治病的思路：

中医治病注重因、机、证、治四者关系。临床辨证论治，望闻问切四诊，寒热虚实表里阴阳八纲。

中医治病，多数没有具体的病变部位，而靠病人的主诉，医生诊脉，以症状作为病名，比如，发热、咳嗽、呃逆、哮喘、崩漏、泄泻等。

从辨证，到审因，从外到内，从内到外，治疗时讲究升降浮沉，四气五味，调气血、调阴阳、调营卫、调脏腑气机、调奇经八脉……主要宗旨在于着眼于太过与不及，以平为期。

证是什么？

证是病在发展到一个阶段的病理（中医解释）本质。

那为什么不治病呢？

病到底是什么呢？

病的本质其实就是"命"。

这个是很难解除的。原因在于：第一，邪之所凑，其气必虚。从人体整体来看，一个部位的虚弱，靠后天的养护。但是一旦人体这部机器开动起来，多数人持有达到目标的贪念，很少有人去顾及那一个部位的弱点，直到将它彻底用坏。比如颈椎病引起那么多的疾病，退行在所难免，但是多数的人还是去随便治疗一下，继续过度地使用它，使它退行速度加快，直至灭亡。第二，从古至今尚没有一种临床治疗方法解除这个病因。

我们可以在《针刀医学原理》里面寻找答案。

对肌间膜、肌腱膜的病理上的认识（摘自朱汉章主编的《针刀医学原理》）：

针刀医学对慢性软组织损伤性疾病的研究发现，有部分顽固性的慢性软组织损伤性疾病，它的真正病因就是肌腱膜受到某种损伤后，在人体修复过程中肌腱膜和周围组织的粘连，或肌间膜受到某种损伤以后，在修复过程中挛缩或粘连，因而限制了肌肉的相对运动。肌肉在进行勉强相对运动时牵拉肌腱膜引起新的损伤、出血、水肿、炎性反应而出现急性临床症状。这类疾病大多被现代医学称为筋膜炎，把它的病因归结为无菌性炎症，所有治疗措施都以消除炎症为目标。因此对该类疾病难以取得根治性的疗效，并形成了恶性循环，治疗、缓解、复发，再治疗、再缓解、再复发，通过治疗，出血被止住、水肿被吸收、炎性反应消失，因而症状缓解。当人体进行正常活动时，肌肉在体内必有相对运动，病变部位的肌腱膜和肌间膜已粘连或挛缩，由于牵拉而再次损伤，引起急性临床症状，使旧病复发。每次复发都会使损伤更为严重，因而使该类疾病成为临床上难以治愈的老大难疾病。而针刀医学对人体肌腱膜和肌间膜这一微细结构生理病理进行了研究，能使这一顽疾得以根治。

人体的网状结构以及网眼论，虽然针对的是软组织，其实是把动态平衡失调、力平衡失调、电生理线路全部概括进来，通过闭合性手术加以改造解决，也就是针刀医学原创的四大原理，是对人体生命科学到目前为止较为全面的认识（参考杨戈的撰文《人体网状结构和网眼》）。

人体的生命就像一条大河，滚滚流动，川流不息。经脉是它的河床，筋膜是它的地表，电生理是它的动力来源。发电厂是大脑，经络内联脏腑、外络肢节，构成人体的电生理线路。神经和血管是它的有形的电路，而经络是它无形的通道，即中医讲的手足三阴三阳六经以及奇经八脉等。

人体有强大的自我修复能力。但是对于长期的慢性劳损，其修复是致命的，增生导致全身的经络循行障碍、堵塞，最后导致瘫痪以及死亡。针刀医学对于人体所产生的筋膜的粘连、挛缩、堵塞、结疤进行松解和剥离，恢复人体的动态平衡，重新恢复经和水的流动，使人的细胞、组织、器官、系统恢复较好的功能或者正常的功能。

人体有强大的自我平衡能力。人体的不平衡是永恒的话题，修复增生也是，最后都能达到相对的平衡来进行日常的生活。但是存在于人体体内的变形增生所维持的相对平衡，对于人体来说，耗费的能量巨大，使人体在40岁以后长期地进行再修补和增生，使人缺乏活力，对正常的生活造成影响，功能下降，这时如果针刀介入进来，应用针刀医学原理进行松解和剥离，采用中药进行气血的微调，将人体的应力解放出来，必使人体呈现年轻化、健康态。从这一点，我们还可以认识到针刀不仅是"泻法"，也可以变成真正的"大补"疗法。

针刀医学不仅是一门技术，它是古老的中医在20世纪和21世纪之交带给全人类健康的礼物。任何以简单的思想去认识它，都是对针刀医学无知的表现。在针刀医学原理里面，我们可以明白地认识到如下几点。

●针刀医学对带状疱疹的认识

病因：坐姿不正。

病理：小关节错位。

脊椎小关节是可以上下左右轻微滑动的关节，在胸椎的关节突表现得尤为明显，当胸椎增生，小关节活动不能，皮神经粘连卡压，再加上人体抵抗力下降，导致带状疱疹或早期局部出簇集样疱疹以及后期疼痛难当。

针刀治疗：相应椎体棘上韧带的松解可以根除此顽疾。实乃棘上韧带变长，关节活动度增加，采用中药调理气血，增加免疫力、抵抗力，使皮神经恢复活性。

●对慢性鼻炎的认识

筋膜除了升降，还有开合（开阖）。

前两年诺贝尔医学奖对细胞膜的开阖的研究就是用现代医学对中医的具体认识，而针刀医学的本意就是用现代的认识世界的科技手段来重新认识中医临床的科学性。

无升降则气立孤危，无开合则神机化灭。

《黄帝内经》云：出入废则神机化灭，升降息则气立孤危。

中医讲鼻为肺之窍，当呼吸系统产生开合不利即导致临床症状。开而不合则流涕不止，合而不开则鼻堵如塞。针刀将"鼻阈"（西医解剖部位名词）刺破出血，"破体致用"，利用人体强大的自我修复能力长成新体，恢复开合，再乘机服用中药以帮助化痰祛湿散寒，使人体的呼吸系统恢复功能，而且促使呼吸功能年轻化。

值得再提的是，中医从来都是以症状命名疾病，而不是以影像和检查。这是因为中医的审因、求因，有是因造是果，针刀医学断因以去果，而不是去果不管因。

如果医学功底深厚，大胆断因，临证消息，在临床上改变固有思维模式，转换思路，治愈大病、难病将可以被广泛地重复和验证。

针刀医学不是一门技术，原因在于，在临床上还要灵活应用全部的中医理论和中药，用中医的运枢机、升降和、开阖枢、天地相应、五运六气等去应对临床上的困惑，会易精难。

● 对痛风的认识

人体有70%的水分，通过新陈代谢，将尿酸排出体外，然而总有代谢之后排不出去的尿酸，此时尿酸会聚藏在肢体远端的大趾关节内，当人体运转正常时再通过肾脏排泄出去。本来这是一个人体新陈代谢的正常功能，就像胆囊炎一样，只是疼痛剧烈。西医学像发明熊去氧胆酸一样，发明了秋水仙碱，但是临床效果并不怎么样，所以就有了临床切胆的，切痛风石的。

反过来看看针刀医学原理吧：

痛风血尿酸在大趾关节腔内浓度远远高于血内浓度。这时将大趾关节囊切开，放掉大的、成形的垃圾，再用中药辨证施治，完全能将这一疾病扼杀，不留后患。

就如同我们伫立在海边，看到海浪拍打着礁石，而礁石旁边的垃圾甚是触目。一般我们只需划一小船，将垃圾清理。而不是动用舰船去大面积播撒清洁剂！

针刀医学来源于乡野民间，在其达到医学的高度以后，又将回归于民间。简、便、验、廉的针刀医学必将发展壮大。当代的有识之士，不会针刀治疗者可以反观内心，会者则可以利于他人，让我们共同携手，将中医针刀的春风吹遍每一个角落。

我们再来看看关于针刀医学的几个说明：

针刀医学是要用临床的简单有效，去治疗疾病。虽然应用解剖知识，但是其真正的含义是什么呢？毫无疑问的是，在朱汉章年代并没有从解剖出发而去临床，是先有临床而后去解剖，所以，针刀医学的发展是实践、理论、再实践、再理论的过程，与西医先解剖、再实践不同。纵观针刀医学原理，治疗疾病所设计的安全入路，并不是到什么孔或什么危险的地方，而是松解其周围的动态平衡失调和调整力平衡失调部位（网眼）来解决通路的问题，比如椎间盘突出压迫神经，朱汉章教授明确指出是神经根的粘连而不是压迫，治疗也是调整动、力平衡，割开导致动态平衡失调的筋膜，恢复动态平衡、力平衡以恢复神经的常态，现在有人只是盯住椎间孔内外会师术（指针刀一支进入椎管神经根内口松解，一支进入椎间孔外口，两只针刀在椎间孔内外会合），而没有看到针刀盲视下进针的过程中，是将动态平衡和力平衡调整过了，而起到真正的临床作用；那么，今天，我们根据针刀医学原理，顺藤摸瓜，找到更浅、更简单的部位进行针刀松解、剥离，照样和针刀医学原理所设计的套路有异曲同工之妙。这就要求我们要深入解读针刀医学原理，而不是人云亦云，画地为牢，作茧自缚。是读活书、活读书、读书活。

针刀医学开始时也不是从经络施治的。我们大家都知道，朱汉章是一名赤脚医生，在治疗一个木匠的手筋膜挛缩而导致废用的时候，发明了针刀。再后来，在针刀医学原理里面第四大原理指出"经络实质的理论"，是在后期的临床实践中，发现针刀"破体以致用"，在一些传统穴位治疗某个部位的疾病，疗效在行切割以后大大增强了（跟毫针比）。因此，我们在临床上尊经不泥经，尊解剖不泥解剖，这才是针刀医学学习和临床应用的正确之路。

针刀医学在临床上是怎样应用解剖的呢？肌间膜和肌腱膜，因为在西医的临床上不管这些东西，就忽略掉了，但是这两个东西在针刀医学里面所占的地位却是至高无上的。我们看针刀医学第二大原理——针刀软组织病因病理学理论，就是动态平衡失调，肌肉之间的共同协作，方向不一，大小不一，如果肌间膜粘连，出现动态平衡失调，一个动作不能完成或者说一个动作完成不到位，针刀松解即可有效解除疾患！

针刀医学第三大原理——骨质增生病因学理论。骨质增生是因肌腱的劳损导致。为什么劳损呢？力平衡失调，力线不正，导致软组织代偿，人体运动的时候是靠肌肉的收缩和舒张，而连接肌肉和骨骼之间的韧带起着稳定的支持作用。损伤肌肉的肌间膜，损伤韧带的肌腱膜，导致韧带硬化、钙化、骨化，针刀切开、切松肌腱膜，调整了力平衡，可以增加肌肉的动能，活动力度和灵活性。

因此，大家从中可以看到，解剖是从这些方面服务于针刀临床，而不是应用现在临床的解剖指导针刀的临床，二者不是一回事。

那或许有人会问，我是中医，应用经络使用针刀可否？当然可以！但是针刀临床并不都是按照经络来走的套路，在这一点上，中医的经络可能是我们针灸用得多而刀用得少或者刀失传的原因，所以古人在刀的应用上面，可以说是失传的。肌间膜、肌腱膜是用现代语言来解释中医针刀的临床，因此，针刀治疗比针灸治疗的层面更高一级，刺激和破体本身就不在一个层面上。

还有一个问题是针刀的第四大原理所阐述的电、能量、气。从手术的角度看，针刀是破气，但从针刀医学的层面上来看，是破病气，化解了病气，使人体的能量从抵抗病气转到被人体正常利用，是补法而不是泻法！这就是我们说的针刀将人体从被动平衡向正常平衡转化，使人能量充沛，彻底扭转人体亚健康状态。

再重申一下：针刀医学发展任重而道远。

针刀医学在西医之上，乃中医之精华，需要有大批的仁人志士加入进来，全面而科学地去阐述它、应用它，在目前针刀医学发展的过程中，因商业化等因素，存在一些片面、负面的情况，也是难免的。

三、疼痛是人类的大问题，那么，针刀医学是怎么看待疼痛的呢

疼痛是人体外在的感觉，一方面是力不平衡，二方面是电生理线路不通畅，毒瘀虚阻塞经络。代偿也是破坏力，导致骨质增生，椎间盘突出，阻塞经络，电生理线路异常导致能量、气血在人体某个部位发生异常电位，或高或低。重要的是人体往往是外在感觉疼痛，内在感觉是内脏组织系统的功能异常。人体的疼痛感觉神经是越到体表越敏感，越往里面越不敏感，可不可以将疼痛和内在的功能异常联系起来？答案是确切的！这在古老的中华医学里面已经论述颇详（《黄帝内经》：有诸内必形诸外）；那么，临床治疗疼痛的模式应该是怎样的呢？规范治疗疼痛的意义是什么？

疼痛的病因机制一般是力不平衡——软组织的硬化、钙化、骨化；动态平衡失调——软组织的粘连、挛缩、堵塞、结疤，一个动作不能够正常的完成形成恶性循环，不论影像上是怎样的，针刀基本上能够解决疼痛的问题，而且是根除。

但是临床上不同年龄，不同阶段，表现症状与实际病情不相符。对于有人对疼痛敏感，病不重，有人对疼痛不敏感，病却重等这一系列的情况该如何去面对呢？

针刀医学的辨因论治认为：绝对的平衡是不存在的，但是人体存在着相对的平衡。人体相对的平衡是永恒的旋律。早期有疼痛作为不平衡的指标，中期是功能的改变或者有器质性的改变，最后以瘫痪作为最后的绝唱。在这个生老病死的过程中，疼痛是个双刃剑，一方面它给人体以疼痛感觉，以疼痛作为疾病的讯号，另一方面的意思是人体对相对平衡的渴望。但是现实是怎样的呢？谁都不想承受疼痛对自己的折磨，那么，现有临床上大部分针对疼痛的治疗，很多是"帮助"我们的病人顺利走下坡路而失去了自己战胜疼痛的机会——一个维持相对高级的平衡的机会。

针刀医学明确地认识到这一点，对所有的疼痛予以彻底地解决，不但维持了现在的平衡，而且很容易地又走上了更高一级平衡的平台！

针刀医学认为：针刀治疗后，当人体恢复到平衡，疼痛消失，若疼痛仍然存在，针刀再进行治疗，直到最后达成相对平衡的状态而疼痛彻底消失。

那运用此原理怎样去面对临床五花八门的疾病和形形色色的病人呢？

以腰椎间盘突出为例：

椎间盘突出的治疗：椎间盘由三部分组成，分别是纤维环、透明软骨板和髓核。膨出是纤维环的破裂，突出是髓核突出到椎管里面一部分，脱出是整个髓核脱进椎管。

病理原因：真正的原因是椎间孔神经根的粘连，不是压迫。

为什么这样说呢？压迫神经的症状应该是麻木，而不应该是疼痛！

临床绝大多数的腰椎间盘突出的病人主诉是疼痛！

为什么是疼痛而不是麻木？

因为髓核是含水量占70%的软组织，神经根也是软组织，软对软构不成压迫！

为什么会疼痛？

中医在腰部有一条环绕的带脉，它有一个升降的问题，当升降有常，则内部的活动正常，若升而不降，降而不升，则内部活动有碍，实行代偿，代偿的结果导致内部压力过大，神经根的通路出现问题，神经根活动受限而出现疼痛（椎间盘突出只是椎体内外软组织发生变化的其中一种）。

神经根粘连，使得神经根在椎间孔里面的活动度降低，剩下的由坐骨神经代偿，拉扯引起疼痛。

椎间盘突出的疼痛属于牵扯痛、放射痛的范畴。

针刀治疗：针刀松解椎间孔的内口、外口。

手法：仰卧，直腿抬高，拉抬到最大限度，再用手法过拉抬一下(瞬间)；俯卧位跟臀相碰，牵拉出神经根，使神经根在椎间孔里面增加一点活动度。

治疗原理：使神经根在椎间孔里面脱离粘连，恢复活性。

腰椎间盘突出的临床实战：

详细分析几个问题：

1.椎间盘里面没有血管，它是如何新陈代谢的？

椎间盘的新陈代谢靠的是压力和张力。

人体在站位、坐位、卧位椎间盘的压力是不一样的，坐位最大，约等于100kg；站位50g；卧位15kg；在卧位时椎间盘内是负压，可以吸收周围的营养物质。

椎骨上面有筛孔，盘上有微孔，两口相接，互相传递；当坐位时，椎间盘被压缩，盘里面的代谢物质被压到椎骨的筛孔里面被运走，当卧位的时候，椎间盘形成张力负压，吸收筛孔里面来自血液里面的营养；站、躺、行、坐是人工作、生活的常态，椎间盘也随之开合，代谢物质被压走，营养物质被吸收进来。

2.椎间盘是先坏后突出

椎间盘首先是膨出，然后是突出。

膨出是纤维环的破裂。

纤维环是怎么破裂的呢？

坐位多，盘里营养缺乏，首先是虚了。

再一个是旋转拧力使然。

我们的人体绝对的平衡是不存在的，都是相对的平衡。

太阳是圆的，地球是圆的，人也是圆的，力也是圆的。

当一切的圆运动相对平衡的时候，是不会出问题的。

由于长期不平衡导致劳损，当我们做动作的时候，会使椎体旋转移动，这时椎体左右的拉力、静与动出现了矛盾，从而出现临床症状，一侧神经受压。比如，出现在一侧的带状疱疹，比如单腿的膝关节的疼痛，比如中风偏瘫等。中医叫太过和不及。

协调和谐是我们每时每刻都需要注意的问题！

力不平衡，导致椎体的旋转移位，一侧神经根活动不如另一侧灵活，在遇到诱因时被粘连，但人体这时有一个代偿的能力，有可能不出现情况，或者是小毛病，一推一按就"好了"，症状好了，力的平衡却没有解决，很容易再犯；但事实是病人还算是满意，这是椎间盘突出的第一层意思；第二层意思，在上面的基础上，人体整体情况下降的时候（年龄大或劳损多，人体疲乏），又出现了症状，这时神经根的粘连已经不好解开（落下病根了），坐骨神经本身因为在上面没有完全治好的情况下或基础上，坐骨神经多多少少已经受损或受伤，治疗起效缓慢而且效果不好。

临床上我们基本上看到的是第二种情况。

3.为什么有的好得快，有的好得慢呢？

第二种情况，病人自我修复能力和自我平衡能力好的，恢复较快；反之，能力差的，效果就不明显；另外，受过外伤或是受过风湿的，恢复较慢。

4.关于微创和手术

基本上是盘内减压，椎体旋转复位，神经根脱离粘连，恢复活性，这个快，好，但施术要求条件高，一人不能操作。

5.针刀一般治疗

切开黄韧带、椎间孔内外会师术，手法拉出神经根，临床开展不易，要求技术含量很高。

有没有一种方法，简单？

笔者经过多年临床实践，总结了一套针刀临床的简便方法，安全而有效：

椎间盘突出的因是旋转压力，导致椎体的旋转移位，一侧椎间孔变小。

病机是神经根的粘连，电力能量的不足，中医叫一侧的气虚，患侧肌肉韧带代偿引起疼痛。

治疗原则：首先改变内部力量的不平衡，使旋转压力向好的方向转化。

腰部解剖：肌肉——背阔肌、腹外斜肌、前锯肌、骶棘肌、多裂肌、回旋肌、髂肋肌；脊柱前方的腰方肌和髂腰肌。

韧带——棘上韧带、棘间韧带、横突间韧带、关节突韧带、前纵韧带、后纵韧带、腰肋韧带。

电生理线路——带脉、足太阳膀胱经、督脉，前有冲脉、任脉。

关键点：绝大多数的腰椎间盘突出的病人是由于棘上韧带损伤滑到棘突的一侧，导致椎体旋转，一侧神经根粘连，一侧的大腿或小腿的疼痛。

临床针刀治疗：棘上韧带有多强大？没有人去测算，但是临床上笔者用针刀扎棘突的下沿，确实取得了令人满意的疗效。

现在临床上找横突、找关节突、找椎间孔松解、找腰大肌松解、神经根内外口的松解等等，是很多针刀从业者在做的事情，但是笔者从来或者说在临床上很少松解到这些部位，临床却治愈了上万例的有椎间盘突出症的患者！

疑问又来了？好多长时间？

人体有强大的自我修复能力和强大的自我平衡能力，代偿期是一个漫长的时间，10年？20年？30年？不等，失代偿只是几天？还是几个月？很少见到几年的，因此我们的治疗是将病人的失代偿期带到代偿期，这不是技术的问题，是科学的问题，失代偿是病人棘上韧带滑到棘突的一侧，针刀松解棘突的下缘，棘上韧带就回到了棘突上，腰的动态平衡恢复，里面的力平衡或定义为内部的旋转拧力停止，椎体向反方向转动，神经根恢复电流，恢复一定的活性，开始脱离粘连，开始工作，解决这个问题最短是一周，最长45天左右。

认识到这一步，疑问自然就会消除。

如果是这个原理，采用其他的治疗方法行吗？

先看手法，棘上韧带被拉出棘突容易，回来却是不易，手法好的三个月，不好的就不好说了，现在还有拉伸，能把脊椎的旋转移位拉正，但还能保持不让它再滑走，是不是很困难？

所以椎间盘突出的治疗用针刀来说话：

第一，棘上韧带的松解。

第二，硬的一侧进行深筋膜的浅层的松解（筋膜套）。这种方法曾被质疑，一侧的神经被压，病人这一侧进行保护性的姿势，针刀进行松解不是压迫得更厉害吗？这个情况是因为椎体的旋转移位而不是左右移位，实在是因为椎体是一个圆形，而不是一个方形，松解深筋膜浅层和棘上韧带就像一只无形的手一抓，椎体向另外一个方向旋转，椎管变大，神经根复活，脱离粘连。

通过对针刀医学原理深刻的认识，疾病治疗变得简单而且有效，而且这种治疗方法没有用任何的激素、麻醉药和止痛药！

为什么这么简单呢？当然是针刀医学原理指引了治病的根本道路，辨因论治使我们临床医生能力更强，底气更足！

再提一个问题，为什么一扎棘突，棘上韧带就上去了呢？

人体的气流是非常强大的，在腰椎这一块，肚子的气有一个向后的力量，后面的肌群有一个向前的力量，这两个力量相互平衡，使人体坐、站、行、走、跑、跳，当棘上韧带滑到棘突一侧的时候，后面的向前力减小，前面的向后力增加，并且持续增加以致饱和，想让棘上韧带上去，难矣。针刀上来以后，情况就大不一样了，在刺入人体的一瞬间，前面向后面的力锐减，脊椎快速向前，棘上韧带马上归位（棘上韧带上连头颈，下连腰骶），等病人治疗结束，下到地上，这时，棘上韧带已经稳稳地站在了棘突的上面，所以，病人就可以直腰弯腰了，恢复了动态平衡。

许多需要做手术的病人，就这样慢慢恢复了健康。

还有一个问题，扎哪？

我们前文已经说了带脉，中医谁也没有说带脉是第几腰椎？所以，基本在腰三上下一个椎体这个范围，带脉的活动也在这个范围之内，中医针刀治疗基本上不论腰椎的哪一个椎间盘突出，在这一范围内治疗就好了。

四、疼痛的原因和治疗

1.疼是瘫的前奏

脊柱的退行不是均匀地进行着，总有一部分退化，一部分代偿，在这个过程中，医疗的干预打破了这种没有秩序的但对人体自己来说又是极有秩序的代偿，使人体被动地修复剧烈的来自外力的强大破坏，虽然我们有循证医学作为安全的保障，但是首先应把它列为万不得已而为之的技术，针刀治疗简单而有效，另外，针刀的治疗紧紧抓住椎间盘先坏再突出这一不争的事实，快速将棘上韧带扎到棘突上，恢复了腰椎大面积的立体的相对的平衡，避免了长期的代偿、增生导致的快速的退化，这种退化的坏处就是，引起整个脊柱的左右代偿，应力大大增加，应力就是人体破坏力，增生就是堵塞，电生理变弱，渐致电生理完全堵塞引起一边的瘫痪。西医讲的是脑梗死、中医讲的是"真中（念四声）"，这两个病名很有意思，也很有意义；为什么呢？西医从解剖来看这个病，发现是脑梗死，不错；中医千百年来谓之中脏腑，中医错了吗？中医为什么不说脑？中医的五脏没有脑！是奇恒之腑，六腑也没有脑，那好，我们做一个假设，假设是人体的电生理线路在扭曲得接近终点时，大脑一下子失去了代偿，直接进入到大范围的脑缺血——脑梗死，这是人体最奇妙的地方，大脑一直保持着清醒，到最后还是拼命坚守着，到实在是不行了，突然就来个大面积梗死！是脏波及了脑，这样我们就对疼痛的认识有了翻天覆地的变化；首先脊柱的扭曲，导致椎间盘突出，等一般的治疗消掉了症状，旋转到下一个椎体，到整个椎体旋转扭曲的时候，一边的电生理线路电流减弱，然后进入应力时代，人体各种疾病纷至沓来，医院人满为患，是由疼痛进入了内里面，不疼但是电流异常，功能异常亢进或者异常减弱，进入脏腑代偿阶段，当脏腑电流异常到不可控的时候（中医常讲肝阳上亢，肝为刚脏，将军之官，将军不守，元首受累），冲击大脑，大脑的一边这时就是快燃烧完的蜡烛，一闪而灭。

结合上面讲的网状结构和网眼，加上人体电生理线路，这个整体可以让我们清晰地看到人体的生老病死。比如，疼痛转里，功能失常，网状结构粘连、挛缩、堵塞、结疤，网眼堵塞，电生理减弱，直到瘫痪，当然中间还有肿瘤，等等，针刀破体以致用是可以将人体的应力打掉，代偿减小，生命力恢复，身体健康，延年益寿。

这就是为什么笔者讲的"疼痛是瘫的前奏"的道理。

所以针刀医学是伟大的，笔者真诚地希望，中华儿女去冲开这个医学迷雾，让全人类受益。

针刀在旋转力平衡上的认识，对棘上韧带的认识（支点，起到牵一发而动全身的作用），采取适时的干预，将其向相对平衡转化，四两拨千斤，不仅保住了椎间盘，还保住了人体向深渊的倾滑，扭亏为盈，是人体的公益、社会的公益，也是全人类的公益。

人总是在有症状的时候去看病，然后走一个旧的、固有的过程，最后瘫而不用，结束一个部位的"生命"。

我们再把上面的概念扩展开，"疼痛"其实是所有疾病的统称，疼是外在的疾病，痛是内在的疾病，疼是症状，痛是难受，那么，既然最后的失用成为最后的归宿不可避免，我们能不能让它遵循正常规律，最后让人体正常地老去？《针刀医学原理》所揭示的就是这个道理！

第一，找出病因，彻底治疗。

第二，顺其自然，顺势而为。

第三，大脑是人的神，发电厂，是硬件，全身是网状结构，疾病是网眼，是软件；扎破网眼，恢复网状结构的动态平衡、力平衡是针刀治疗的主旋律；电生理线路是神发出的精、气循环的路径，既有有形的，也有无形的，中医称之为广义的经络，而不仅仅只是看到有形的神经、血管、淋巴、乳糜池。

针刀治病体现了辨因论治、未病先治的先进理念和对人体早期干预的"勿以善小而不为，勿以恶小而为之"，破体以致用，以最小的代价换来人体的健康，使每个人都能无疤无痕，尽享天年！人有病，最先是"堵塞"，最后，还是"堵塞"，小堵不除，必酿大患！

以上我们仅就疼痛做了一大篇文章，因为朱汉章老师讲：疼痛就跟发热一样，是一个症状，而不是疾病本身，祛除了因，才能不发热、不疼；引申一下，人体的疼痛就是牵扯疼或者是放射疼，临床要辨因治疗才是正解，任何针对"疼痛"本身的治疗，都有失偏颇，特别是临床"打报警器"的做法（局部封闭），是非常错误的！

2.利用针刀医学原理重新认识"疼痛"

针刀的器具就像针，只是前部是一个小刃，不是尖，与针灸有区别。

针刀，顾名思义，其一为针，针灸之针，具有疏通经脉，打开穴道之功效；其二为刀，手术刀之刀，乃西方所专长，得医学之精华，具有直达病灶，除恶扬善，还复功能的作用。针与刀的结合，实乃中西医结合之最也，既继承了中医几千年来的针的传统，又结合了西医解剖精确定位，达到了既针之使之经脉顺畅，又用刀使病灶得以祛除，达到中西医共同治疗的目的。

谈谈小针刀"小"的意义。针刺入穴不会令人很痛苦，使穴位处有酸、胀、麻的感觉，谓之得气，一旦病稍重，即有了局部的病变，针刺就变得无能为力了，小倒是小了，但会无功而返。西医之手术刀，其作用可谓大矣：上至头颅下至骨折，骨碎，手术刀无不充当第一器械，但有些小病，如仍用手术刀就有"杀鸡用牛刀"之嫌了。例如现代医学之发展，往往走向细微更细微，甚至达到用显微镜的地步，而对于针刺患处的作用而言，手术刀可谓过大，显微外科对中医来讲，不符合中医的理论，所以将手术刀缩小而又不至于小到用显微镜去做手术之小，"大不是真大，小不是真小"，"形状是假的，内涵是真的"，既符合了中医的传统针法，又不失对小病灶加以祛除，从而达到病人既不感到很痛苦，又对其实施了手术，使其痛苦小，恢复快，作用强，疗效高。

针刀医学在外科领域的应用，早期笔者认为其适用性特别强，开展针刀的前10年间，在治疗颈肩腰腿痛上，积累了大量的经验，具有见效快，不易复发的效果。

比如，门诊来一病人，主诉右肩胛疼痛，问病人原因，说以前受凉了。原因明白，受凉了；诊断明白，中医的痹病，然而治疗却会出现状况。虽然局部有痛点，扎1次针刀不行，扎两次不行，扎3次、4次还是不行；原先考虑的菱形肌、肩胛提肌、冈上肌、冈下肌、大小圆肌全都没用，最后一问才知道，病人原来在办公室睡觉，睡沙发，侧卧受凉，不仅是受凉，一检查，整条脊柱向一侧旋转，俯卧位趴平，一侧骶棘肌高一侧低，这跟睡沙发侧卧有关，紧急修改治疗计划，变成整条脊柱的调整，才彻底解决了肩胛疼的问题。这完全颠覆了以前治疗疾病哪疼治哪的套路，会不会还有其他的？

3.关于颈肩腰腿疼的发病原因

从古至今，人们日出而作，日落而息，日复一日，年复一年，春夏秋冬，寒暑交替，正所谓"正气存内，邪不可干"。但风寒暑湿燥火不断侵袭人体，喜怒忧思悲恐惊内淫七情，人体禀赋于父母，受后天脾胃所养，人食五谷杂粮，谁不生病呢？人们为生活奔波，即使衣食无忧，也有养尊处优、抵抗力下降之患！因此，祈求无病无灾只是一种心理上的安慰剂，轻则肠胃不适，上感发热，重则头痛，四肢困倦，麻木，疼痛。在病之初，经济条件好的看医生，吃药打针；条件不好的用土办法以解暂时之痛。在此尤其强调的是，有的疾病看似好了，实质上并未好，即使是在医院，也有临床治愈之说，这就留下了许多隐患。因此，看似茫茫人海，纯健康的人占到几成？亚健康者肯定占有大部分。为什么这么讲呢？因为，现在的食品不如以前的食品，现在的空气不如以前的空气，现在的环境不如以前的环境好，这就决定了人们的纯健康只是追求的目标而已。正是由于这么多的内在外在因素，而导致人体功能不协调，气血津液不能正常输布，在中医来讲，就是不通则痛，这就让笔者想起了曾经的赤脚医生，一根银针治百病，在缺医少药的时期，也挽救了不少的病人；现代医学是发展得很快，但这并不能说明中医落后了，要被淘汰了，相反，中医正可以借西医的翅膀飞翔。人们常常说生病了，很痛苦，痛，才感觉苦，而为什么会痛呢？"不通"，内脏之不通有心血不通，心痛；肝血不通，肝痛；脾胃不通，腹痛；肺脏不通，胸痛；肾脏不通，腰痛。外在的：头部血管不通，头痛；颈部颈椎病压迫神经血管，头痛，头晕，手麻；肩部血液不通，肩痛，伸展不利；腰痛，腰椎病，腰肌劳损会引起腿脚不适等。人们在尝试用西医阐述这些疾病的发病机制，但是作为中医所阐述的"不通则痛"的发病机制，谁又能说它不对呢？谁又能说它不科学呢？因此，笔者在此举几个临床常见病来用中医的观点进行阐释，如果能为现在的研究提供一点帮助，笔者将不胜欣慰。也就是说，借鉴西医的局部解剖，用中医的思维来解释疾病。

●关于头痛的原因

中医来讲，头为诸阳之会。人体六条阳经：即手阳明大肠经、手太阳小肠经、手少阳三焦经、足阳明胃经、足太阳膀胱经、足少阳胆经齐聚于头。如把头比喻为天，则天气变化比拟为人体变化——天，乌云密布或电闪雷鸣或阴雨霏霏，或烈日当头；人也会受六淫七情的侵袭，导致阳气受挫，或压抑，或阴气湿气太重，或虚损，导致经络或不通，或闭塞，或有的地方太通，有的地方太闭。临床常见头痛病因有：妇女生育后受凉、受风、虚损所导致头痛、偏头痛，一般都是由于阳头受阴寒湿困，经络受阻，后经服药后血脉暴涨而经络不畅，虽有好转但往往不能断根。另外常见的还有因上火、酗酒、生气、出血、精亏、手术后遗症等。

阳经不通，排除脑瘤，采用针刀浅刺、中刺，刺到骨面皆可。有颈椎问题扎扎颈椎，解决了千百年来的雾霾；头为天，脚为地，针刀医学解决了天的问题，功莫大焉。

●关于颈痛的原因

颈为联系上下的通道，更以通顺、通畅为重要。正常生理颈椎有如一弓向前弯，但随着年龄的增长，人们生活节奏加快，强度增大，导致肌肉僵硬，活动不顺，脊椎生理弯曲会趋于变直以缓解僵硬之苦，这就是人们所说25岁以上的成年人都有不同程度的颈椎骨质增生。这里要强调一句话，就是针刀的四大理论之一的骨质增生病因学理论，即人体的骨质增生是由于附着在骨上的肌肉韧带长期劳损，变硬而强度过大，把骨质拉出来所致。骨质增生本身并不是病，其病在于：一是肌肉劳损，长筋变短，短筋变粗，引起局部的不适；二是由于变化的生理弯曲导致了椎管内外的变化，压迫神经血管而引起症状。

这里有一点需要强调的是：现在临床上常见的和常讲的"颈椎病"，到底什么才能算是颈椎病？脖子疼是不是颈椎病？手麻是不是颈椎病？头晕是不是颈椎病？等等。个人的看法：片子+主诉+体征三方面来指导临床诊断，所有与颈椎有关的统称为颈椎病，现在临床常用的椎动脉型颈椎病、神经根型颈椎病、交感神经型颈椎病、脊髓型颈椎病、颈型颈椎病和混合型颈椎病仍然适用，作为针刀医学，我们也有把颈椎病分为动态平衡失调型颈椎病和力平衡失调型颈椎病，前者是在片子上看不到异常情况，后者则反之。

颈痛不是一个小毛病，是动态平衡失调。粘连、挛缩、堵塞、结疤，用什么方法都能治好，但是，颈椎提出来的警告，就被白白忽视了，最后的治疗都是将人体恢复到代偿期里面，代偿也是破坏力，人就这样快速进入老化。而针刀治疗是将人体的代偿也打掉，恢复年轻态，不仅仅是止疼或是感觉轻松。举一个例子：笔者家里曾有一台按摩椅，本来是想用它按摩背部的，启动按摩椅后，竟然还可以按摩颈部。按了几次之后，有一天笔者突然感到头晕，天花板也转动起来了，吓死了，还以为得了什么病，后来想想也没有什么，是不是脖子按了以后又产生了粘连？停用一段时间，脖子也就好了。笔者想起了针刀医学，"膜类组织的粘连、挛缩、堵塞、结疤——网眼，导致动态平衡失调，导致症状"，颈椎附着的肌肉全部是小肌肉，精细的肌肉共同维持颈椎的灵活性和大的活动度，跟腰部和腿部怎么能比？真是不敢做大的粗的动作来针对颈椎啊！

● 关于肩痛的原因

打个比喻来讲，手是两扇门，双肩就是两扇门的门轴，开开关关，或幅度大，或幅度小，这都无所谓，关键是你天天开小门，这样导致时间长了里面生锈，想开大也不容易，或用力过猛，门轴受伤，这是肩关节发病的原因。另外，肩臂证还有一处重要的组成部分，那就是肩胛骨及其附着的肌肉软组织，肩臂痛麻，肩胛骨及其周围软组织的损伤是其中重要原因之一。

肩周炎到最后跟上面的颈椎和下面的胸椎都有关系，所以早期针刀介入治痛，不仅调整了人体的平衡，而且减少了人体的代偿，利莫大焉。

● 关于腰疼的原因

笔者几乎从一踏上工作岗位，就开始治疗腰椎病；腰禀赋于父母，为先天之精所藏之处——肾脏的所在部位，人类劳力劳作，以腰部运动为最多，所以腰为肾之府，在人体作用最大，也最容易损伤，随着现代影像学的发展，我们知道了腰椎间盘突出，腰椎滑脱，椎管狭窄，是好事？是坏事？好事是我们知道了里面的变化，坏事是我们的医生同行们根据影像下结论，给病人施加了不应有的手术的负担；就像抗生素，虽然救活了千千万万的病人，但现在又成了千千万万病人的负担。事实上，你注意到这样一个现象没有？在最近的几十年里，医学检查手段越来越先进，是不是人的疾病越来越多了？原来有个小病，吃吃药，重的打一针就好了，有多少人去打吊针，去做手术，去住院治疗？也许你会说，现在环境、饮食变坏了，医疗仪器变先进了，所以查出的病多了，不错，但我们能不能换个角度想想，有些病是不是不查也能看？有些病是不是不看也能好？科学是要相信的，但看待科学的人会不会有问题呢？现在的科学过几十年后会不会认为是不科学的或者说你对待科学的认识是错误的呢？因此，我们相信医学检查的结果，但要指出的是，千万不要以检查而确立诊断治疗，千万要结合病人加以总体判断是否需要治疗和制订治疗规划，即结合病人来下结论为某病。作为医生，我们掌握着病人的生杀大权，我们必须要谨慎行事！这种事情经常在我们身边发生；以腰痛为例：腰椎间盘突出是现在腰痛的主要原因，以前也有，但牵牵拉拉，按摩按摩也就有五成病人好了，再加以针刀治疗又能好四成，其手术适应证的人微乎其微，那为什么我们要让病人手术呢？无非是简单、省事、又挣钱。其实有九成以上的病人不需要手术治疗。在此，笔者列举了普遍的腰椎间盘突出，其他类似情况在临床上也是非常普遍的，所以腰痛的病理表现临床纷繁多样，骨质增生、风湿、扭伤、腰椎滑脱，腰椎间盘突出，椎管狭窄、骨折等等，但它的原因也许非常非常单一。本书一定会让你知道这个答案！

●关于腿疼的原因

腿对人类来讲太重要了，人体膝关节是人体最大的关节，承受的压力也是最大的。腿痛的原因是劳损风湿，也有一部分是由于腰部病变压迫神经所致，膝关节的构造是上有股骨远端两个头，中间有半月板、关节腔，下有胫骨平台、腓骨小头，前有髌骨，后有腘窝，它像一个封闭很好的小屋子，但又与外界密切相关；另外，脚踝骨部位的急慢性病变也很常见，有扭伤、痛风、风湿等原因。需要强调的一点——"十腿九腰"，腰部的力平衡直接导致膝关节的异常，长期的不平衡才导致了膝关节病，其实是代偿出现的问题，因此，人体从上到下脊椎的微调，最大限度地降低了人的代偿，也最大限度地降低了膝关节损伤对人体整体所造成的危害。

4.针刀治病的机制

针刀自创始以来，主要应用于局部的松解、剥离，当它被西医所操作时，往往使术者觉得既不过瘾，但又怕伤害局部的神经、血管，所以操作起来十分不便；当它被中医所操作时，情况稍好一点，因为阳脉、阴脉，子午流注，穴位的针法是中医之所长，针之刺之，得心应手，但有一点欠缺的是：解剖学的精妙之处不甚了了，所以当局部确有病变的话，或有的病针穴位无效的话，该怎样进行西医的手术操作和对于治疗的预后心中不能做到很有把握。虽说现在的中医学院开设西医必修课，西医院校开设中医课，但还是以本医学为主。这样培养的学生往往偏颇，不能熟练掌握跨学科的知识，等走上工作岗位，中医干中医的，西医干西医的，而偏偏没有中西兼备，中西皆能的行家里手。我们急需一套完善的中西医结合人才的培养体制，让那些倾向于中西医结合的有识之士有用武之地，洋为中用，大力发展中医以利于中国，以利于世界。

针刀的治病原理就是疏通经脉，使酸胀麻痛有行走的通路，使病痛得以解除。再就是解除病灶的病理因素，以刀的作用进行割、拨、摆、切、铲等。这就是针刀治病机制。下面笔者将对具体疼痛疾病的病因、病理、针刀手术方法及典型的病例介绍给大家，以期对针刀治病的道理做一个浅显的了解。为什么这么说呢？按临床常规讲的，疼轻、麻重、瘫不治；疼轻，是在外，麻重，在于里面不通，虽然神经还没有损伤，但是组织缺血；瘫不治，是由于中枢神经缺血或梗死。疼是最外面的疾病，是动态平衡失调，临床治疗比较容易。从针刀医学原理来看，虽然很多方法都能治病，但治病的层次是不一样的，针刀不用止疼药、激素、麻醉药来治疗动态平衡失调，是对人体最大的保护，且其意义非常深远。

再举几个临床实战的小病例说明：

◎**头痛**：头痛的病因病理虽然很多，但总的来讲还是不通则痛。不论虚实，用针刀治疗，虚会变实，实会变虚，可谓针到病除，并且复发的可能性很小，即使复发，治疗起来也比第一次要简单。这里笔者再介绍一下针刀治疗的预后。针刀治疗并不像针灸或其他传统疗法一样，当时轻，后来又回复如初。针刀治疗1次或几次后，往往达到临床治愈，而又不需再治疗，直至1年或几年不会再有头痛的发生，实在是它既扎到了穴位（用），又对穴位加以了改良（体）。这是任何一种传统或现代疗法所无法比拟的。

例一：一女，头痛数载，吃药打针，有时好转，但不能除根。最后脾胃受伤，又开始治胃，到门诊时，面黄肌瘦，在服用健脾养胃药，仍然头痛不已。为其行针刀治疗1次，10分钟后，自述症状大为减轻。随访2年，病人中间偶有头痛，稍微注意一下休息，不用治疗。病人终于摆脱了头痛的苦恼，人也长胖了。

例二：某男，患头痛数年，不能畅饮，甚为苦恼。针刀治疗几次后，过年从老家回来报喜，述过年在家和朋友喝酒，头不痛了。

例三：某女，头痛数年，疑为癫痫，发病即人事不省。曾去大医院看，还去过精神病院，还是经常发病。一次病情发作，不省人事，用车拉到笔者门诊，为其针刺太阳穴，当时有血往外涌，约有10毫升。其家属一脸严肃，但不敢言语。病人瘀血出完后即清醒，无不适。随访两年，病人未发大的头痛，后又生育一女。

◎**颈椎病**：颈椎病是一个大病种，临床很常见。有的很好治，一两次就好；有的很难治，治疗时间长，需要多次。由于成人的颈椎都有不同程度的骨质增生，或有症状，或无症状，其内部是在不停地运动着、平衡着、代偿着，只是人们无法看到或感觉到罢了,它包含多种因素:肌肉,韧带,血管,神经,体液,筋膜,甚至气管,食道等等,代偿能力强的和代偿能力差的,治疗时间和预后是不一样的,这跟病关系不大,跟人的代偿能力密切相关。因此一旦有人落枕或颈部疼痛了,看似外病,其实有时并非轻症。笔者在临床就碰到过治疗很长时间的病人:其前来是看颈部僵硬,一扎就轻,反反复复,一治就是半年,后彻底治愈,随访2年未发,后因感冒引起胸骨疼痛,给予针刀治疗和青霉素静滴,得愈;说明同是一个病,每个个体不同,治疗时间有长短的不同;前面笔者曾说过:人有强大的自我破坏能力,病不容易好,治疗时间拉长,是自我破坏能力差了。

在针刀的治疗过程中,笔者发现好多椎体的病理变化(比如颈椎间盘突出,椎管狭窄等)在治疗软组织后有不同程度的改善,这说明什么问题呢?首先是肌肉、韧带的损伤,使椎体代偿性变化,到不能代偿了,便产生症状,影像片子显示是颈椎病,治来治去,好的不说了,不好的便开始考虑手术治疗,针刀正好是一个中间的缓冲地带,使病人多了一个选择。另外,还有一类儿童的(4~8岁)颈椎病,表现为歪脖,挤眉弄眼,临床叫抽动-秽语综合征,找到颈后的韧带僵硬点,用针刀松解,疗效也不错。

◎**肩周炎**:也叫五十肩、冻僵肩,针刀松解效果明显。例如:有一农妇,右上肢不能上抬半年,冬天没有脱过衣服睡觉(穿脱困难),下地不能干活,几成废人,到诊所治疗1次,20分钟后即能上抬,穿衣脱衣自如。所以针刀治疗肩周炎安全,有时特别有效。但是如合并有高血压、糖尿病或中风的病人,或受过外伤或做过手术的,见效有时就比较慢,这也得看人,看人的自我恢复能力。

五、外与内的关系:高血压糖尿病

临床案例:

就诊地:郑州管城杨戈中医诊所。

病人,男,65岁。

住址:郑州南阳路。

主诉:浑身瘙痒1个月。

现病史:血压高7年,血糖高7个月。2015年7月体检身体发现血糖高,餐后19.0mmol/L,到河南省中医院检查确诊为糖尿病,大夫开中西药治疗一段时间,血糖控制在正常范围,2015年12月皮肤瘙痒,身体有米粒样丘疹,到医院找主治大夫看病,说是药物过敏,调换中药,症状不减轻,反而瘙痒加重,停药血糖升高,2016元月经其儿子介绍到我诊所治疗。

查体:全身皮肤瘙痒挠破,头部,腋窝、大腿窝重,血压150/90mmHg,血糖

5.6mmol/L大便干燥，纳差，小便有点黄，舌苔厚腻。

诊断：糖尿病并发症皮肤瘙痒

处置：1.针刀松解；2.药物配合。

首诊：2016年1月18日

针刀松解：寰枕部位，第七颈椎项韧带，T_3、T_5、$T_{7～9}$、T_{12}、$L_{1～3}$棘上韧带。配合穴位：足三里，三阴交，血海。

中药：防风6g，荆芥6g，地龙6g，当归6g，泽泻6g，茯苓6g，蝉蜕6g，白术6g，地肤子6g，土茯苓6g，刺蒺藜6g。

一周后复诊：1月25日

停降血压药和降血糖药，血糖正常5.6mmol/L，皮肤瘙痒好多了。

针刀松解风府、大椎、肺俞、脾俞、胃俞、肾俞，开中药同上方；嘱病人停用西药止痒药；开始针对血压、血糖的针刀处理。

至三诊、四诊、五诊，皮肤瘙痒基本治愈。

五诊症状消失后，中药改方：独活3g，肉桂3g，香附3g，佩兰3g，蒲公英3g；7～10天治疗1次，中药每日1剂，分2次服用；血糖5.1mmol/L，血压120/90mmHg，皮肤瘙痒治愈，皮损基本消除；后每隔1周采用针刀、中药调理1次，至5月10日血压、血糖调理结束，指标全部正常。

2019年春，3年后回访，一切正常，未服用任何药物。

按语：血压、血糖的问题，归根结底是人体吸收的问题。经络内联脏腑、外络肢节，内外两分，一支两叉。脏腑出现问题，皮肤出现问题，一样都是人体经络不通。中医针刀既能松解粘连，打通经络之外线，又能将电流疏通到脏腑，使脏腑电量增加，恢复脏腑功能，解决吸收的问题，使人体自我调控功能恢复到正常范围，解决了人体的警报（在外是痛痒，在内是五脏之病变）；此病例证明中医针刀的思路是正确的，用近4个月的中医调理，恢复正常，这个时间也可以定为中医针刀治疗疑难病的大致的时间或疗程。

六、扎针刀疼吗

很多人都有恐惧，包括笔者自己！虽然看到针刀治疗那么有效，但是真正下决心去扎针刀，还是有点害怕，就像小孩打针，我们去验血扎手指头，如果没病没灾，谁愿意去干这种事情？！

真正没办法去扎针刀的，往往会碰到那些打了麻醉药再扎的，虽然不疼，但是效果并不明显，远期疗效更加无法保证。

因此很多人把它当成工具了，就像注射器，就像刺血的针，但是为什么它能治病，这个道理并不是所有扎针刀的人都明白。

笔者师从朱汉章教授，应用针刀近30年，从实践到理论，再从理论到实践，把朱汉章教授的针刀医学原理悟通悟透，再加上临床的不断实践，才能达到针刀随心所欲的境界。

笔者将之命名为"中医针刀"；在临床上既通经络、又割病灶；打破旧体，使人重建新体，在重建的同时，疾病消失无踪。

临床看似轻松，但那是积攒了近30年的能量和基于对针刀医学原理通透的认识，对待临床每一个病人，感同身受——"你的痛苦和我的痛苦相连，你的康复和我的健康相连，你有问题找我，就像是我自己的问题一样，这时候，我们是一体的，心应该是完全相连的！因为我们共同对付的目标一致——你身上的疾病！"

这个就是笔者对针刀的认识，所以这个扎针的疼，怕不怕？谁都怕！但是良药苦口利于病，良言逆耳利于行，针刀虽疼除顽疾，为了我们以后日子里的健康快乐，这个疼绝对是暂时的！

七、我有一个梦想

我们坐在宽敞、明亮的诊室，运用我们掌握的针刀医学知识，望、闻、问、切、视、触、叩、听，运用整体观念、八纲辨证，详细询问病史、既往史、家族史，给病人制定一个详细的治疗康复计划，不光治标，而且治本；要知道一个病人三天两头找你，并不是好事情，是你对疾病认识不够。

为避免上述情况，在治疗症状的同时，随时准备对因治疗——针刀打通穴道、疏通经脉，动力平衡紧慢缓急，适时调整，中药维持和巩固，手法、牵引和康复。

外科和内科一样，有诸内必形诸外，外在的疾病是内在疾病在外部的表现，内外一家，不分彼此。治外的以治内以治本；治内的以治外以消其标。

在一个综合性医院里，内外妇儿每个科室里都有针刀治疗室，每个医生都是针刀的行家里手。会看病、会扎针。

人的病千变万化，但万变不离其宗——毒、瘀、虚。

毒在表可汗之，在里可泻之。在内外之间就可针刀治疗。

瘀阻可以用针刀打开排泄的路径。

虚有两解；纯虚者很少，多是毒瘀致虚。

认识了病就使我们不会再眼睁睁地看着病人打一筐青霉素而无计可施；我们医生离了激素、止痛药、麻醉药也照样会看病。轻的我们会看，重的也会看，人家不会看的，我们照样能看。

"我有一个梦想，让人们都健康地寿终正寝，不用再去忍受病痛而无计可施，不用再去经历生不如死的感受！"

八、颈椎是生命中的生命

颈椎，在现代社会，由于采用一个姿势的机会太多而经常形成劳损。劳损就是长筋变短、小筋变粗，而颈椎的外象在成年后就不会再长粗、长长，所以，所有的堵塞就在颈椎里面形成。重要的是神经、血管在这里面太丰富了，如果有哪条神经、血管灵活性不够，就会出现相应的问题。

心脏供血给大脑：有颈动脉和椎动脉，前面两条，后面两条，而以后面的两条更重要，即椎动脉；椎动脉是穿行在椎动脉孔里面的血管，粗细如筷子头，在入颅的时候转三个圈最后汇合成椎基底动脉供应脑部的血养，脑基底部有脑干，脑干是人体的生命中枢。

大脑是全身内脏和外周神经的总指挥部，中医说精神病，西医说神经病，都是大脑的问题。

从人长成到老，浓缩一下，或者说全息一下，就是颈椎的老化和堵塞，中间有早期压迫兴奋的情况，晚期有电力衰退、衰竭的情况，中医叫太过和不及，中医针刀叫相对平衡。

心脏供给大脑血液，大脑发布指令到全身内外，在每一个环节都需要通畅，如果颈椎堵了，大脑供血不足，就会有高血压；反之，大脑供血不足，神经传导不下去，或者说神经传导不利，就会出现内科或外科的疾病，比如消化不好，比如神经的疼痛。

因此颈椎在一定时候，用针刀给它松解或剥离，打开神经或经络的通路，是维护人体这条大河长治久安的重要手段！

九、腰椎病的根儿

通过几十年和椎间盘突出打交道，笔者用中医针刀解决了绝大部分的椎间盘突出，原因是什么？

人体有强大的自我修复能力和自我平衡能力。这个椎体坏了，椎间盘突出了，它会将旋转拧力传递到下一个椎体，让上下椎体去承担一部分旋转的拧力。这时候，人体自己也会代偿。很多治疗方法，也解决了这部分代偿，却使人体向下一个代偿进军，对人体显然不是好事儿，但临床确实也是看好了病。而中医针刀则不然，这时，紧紧抓住形成这个症状的主要原因：棘上韧带的劳损，长筋变短，切割棘上韧带，使之变长，里面的椎体发生位移，拧力减小，椎间孔变大，神经得以解放，临床症状得以消除。最大的好处是打掉了人体的代偿，不再向上下椎体"要饭吃"。自食其力，既治好了病，又使人体向年轻化、健康态的方向发展。

十、为什么扎针刀后疼得厉害了

经常看到病人针刀治疗结束感觉还挺轻松的，但是过了一两天，症状又突然加重了？因为离下一次治疗还有几天，就会比较担心，其实这种担心可以理解，但是又是没有必要的。

打个比方：开车技术不好，开到岔道上了，想回来，怎么办？不管是倒回来还是拉回来，都是比较麻烦的，对不对？谁让我们走错路了呢？！

疾病也是这个道理，按常规的养生，是不会有什么大事的，但是，现在道路比较复杂，动不动就会走错路了，对不对？也就是说，现在得病的机会较以前大大增加了。

即使现在手术微创比较盛行，但是真是把自己的东西割掉，许多人包括笔者自己，也实在是不情愿的。

中医针刀治疗秉承针刀医学创始人朱汉章教授的四大原理，临床简、便、验、廉，安全高效，付出一点点的疼痛的代价，换来的却是废物重新回收利用，使人年轻化、健康态！

因此治疗后的反应疼痛，一个是因针刀治疗后局部产生的无菌性炎症，自己会消。另外一个，最重要的是你自己将不能用的东西，又重新回收利用了，在这个过程中，你自己找到了新的平衡点，恢复了健康！

这个很有意义，因为，第一，付出的代价最小，没有伤到你的筋骨；第二，治疗痛苦达到最小，任何人都不需要打麻醉药而都能够承受；第三，从岔道回归到正道，疾病得以彻底的康复，而不会再犯；第四，因为走岔道付出的精力（防止疼痛继续发展所消耗的人体动能），全部又回到正道上，而释放出的这些多余的能量使人看起来更有精气神。

因此，也许有反应，也许没有反应，这个并不是重要的了；就当是自己的车还没回来，你这时需要的是静心等待，以积极的心态等待！

什么是积极的心态？第一，我有病了，我要好好休息一下，至于什么时候好，什么时候再上班，秉持"磨刀不误砍柴工"心态；第二，我的某个部件坏了，我还要把它修好为我所用，是要付出代价的，把它割了、扔了、换了是手术，很容易，但是把它废物利用，就不是一般的技术了，你说对不对？

十一、为什么叫中医针刀

在恩师朱汉章教授去世的第二年，也就是2007年，在北京人民大会堂召开了朱汉章教授中医针刀学术思想研讨会，朱汉章教授获得的国家级奖项是科学进步二等奖。

此奖的颁发意味着在国家的层面，认定针刀医学是中医学的进步。

由于针刀是以针的名义进入人体，行刀的治疗作用（松解和剥离），在临床中又有针的刺激作用，还有刀的松解作用，而松解作用占到70%，所以，开始学习的时候，西医由于比较擅长解剖，入手比较容易，在针刀圈中很多的医生是西医院校出身，而中医院校的学生，临床操作机会相对来说，就少得可怜；即使学了针刀，临床操作也有很多的忌讳（解剖不熟练）。

记得2004年参加朱汉章教授的全国最高级班——授课教授培训班的时候，已经在临床操作13年之久的笔者，被其他学员问及针刀进入人体的层次的时候，还一头雾水？！

遥想40年前，恩师朱汉章教授在江苏沭阳用自制的针刀松解了一个病人的掌筋膜，使之重操旧业，恢复了功能的当时，恩师也只是知道挛缩的病理、针刀松解和剥离的作用，后来发展到不通则痛，不荣则枯的中医几千年来对疾病的认识；应该可以想象，一个赤脚医生，怎么会知道那么多复杂的解剖名词和对应的位置呢？

至于后来，临床奇迹的产生，声名鹊起，中国中医科学院在昌平划出一块地，建立了长城医院（现在叫汉章针刀总医院），朱汉章教授由《小针刀疗法》的小册子，历经10年，写成一本叫《针刀医学原理》的巨著，标志着针刀医学的诞生。原来叫小针刀疗法。

我们现在可以看到很多的疗法、很多的理论，但是，称得上是"医学"的有几个？

恩师朱汉章教授说过，一个医学，要历经50年的临床检验！现在40多年过去了，针刀医学在中华大地上生根开花，特别是笔者有幸在河南省省立医院（三甲医院）开设针刀医学科，这标志着针刀医学在河南省的根基已成，以后会更好地服务于河南一亿百姓。

针刀医学的发展，一定要走上标准化、科学化之路，那么这次的转变，笔者希望自己能够在这方面挖掘出更多的针刀医学的中医属性，用现代的科学知识完善它，使之像辨证论治一样，为更多的医生所掌握，为更多的大众服务好。

针刀是个工具，理论才是灵魂，朱汉章教授的针刀医学四大基本理论、六大组成，是学好针刀医学的根基，针刀治疗学更是把针刀的安全入路（怎样避开重要的神经、血管），讲得清清楚楚、明明白白。朱汉章教授在北京大学研究生课上讲：做到这些，即使不成名成家，也会成为像他一样的人——一个全身心服务于人类健康事业的人，一个对社会有巨大贡献的人。

解剖是为针刀医学服务的，占针刀医学的比率小之又小。它博大精深的中医内涵才是支撑这门新医学的脊梁！

中医针刀是区别于现在唯解剖、唯位置定疗效的做法，后者不是针刀医学的较高认识，只是在攀登针刀医学这座大山的过程中，一小部分的知识而已。

十二、能工巧匠与园丁

随着科学技术的发展，人体重塑已经或多或少存在于我们的生活中，但是，能用与用的时间长短就不是那么地确定了。

这就要求我们功能与形态的统一；人是有血有肉的活体，形态是人体DNA所定好的，功能随着人体的老化，气血的不足，慢慢地功能下降或丧失。

现代医学已经可以置换我们人体功能丧失的很多部件，比如换肾、换心、换股骨头、换关节……使人能够重新开始启动所丧失的功能，这都是能工巧匠！

反过来说，人体是一片大的森林，或者说是自己经营的自留地，形态好，功能也要好，才叫健康；在某个部位或某棵树木出现问题的时候，怎样去呵护这个局部，就要靠园丁丰富的经验，这就叫好的园丁！

曾经养花养鱼的爱好者知道，这里面有很多的知识和经验，每当看到人家的花鸟鱼虫养的生机勃勃的时候，是不是总有一种说不出的滋味在心头？

反观到人体，当某个部位出现问题的时候，我们首先需要的是经验丰富的园丁，稍加修剪，稍加呵护，来年又长好了；我们家有一颗桂花树，从外面移进自家的花园里，年年的八月十五等它开花，但是一年又一年，今年的八月十五过去了，桂花依然没有开；真让人怀疑是不是一种不开花的桂花树呢？！而比它要小很多的一颗桂花树，却一年开好多次花，时不时散发出暗暗的幽香。

我们的身体何尝不是这样？形态好的，功能未见得好；形态不好的，功能或许很强大；那么，人体需要的既是能工巧匠，没有人工雕刻的痕迹，更需要的是经验丰富的园丁，把人体养得生机勃勃，这应该才是我们未来医学所要求的高度和发展的目的吧！

十三、痰、饮、湿、水

经常有人问痰、饮、湿、水的问题，在此一并答复：

我们知道全身约百分之七十是水，跟我们的地球一样。

随着气候的变迁、四季的变换、月亮的潮汐、大地和天空的冷热的交合等，这些形成了地球万物生发、气象万千、绚丽多彩的地球生命。

人体也是这样。

人是两道的交汇，也就是说，等结了婚，就成人了。也就是阴阳。

水是要动的，我们常见的是流动；但是，我们测量空气的时候，有温度和湿度，这个水的变化我们就不容易看到了；

人体的水是怎么样的呢？也就是说，人体的水是怎么回事呢？

五脏里面，五行肾主水，肾是管水的，肾管水，所有的水，它都管。

经曰：饮食入胃，游溢精气，上输于脾，脾气散精，上归于肺，通调水道，下输膀胱，水经四布，五经并行。

笔者注：这个精气，就是肾精。

饮食自入胃，由于肾精的关系，精微物质的水，一部分是形成血的主要来源，脾统血，肝藏血，心生血；还有一部分流动在经络里面——细胞、组织、脏器、器官之间，也可以说是流动、充盈在软组织里面和软组织之间；脾主运化，是重要的转枢脏器，好水、津液分出来上升到心肺，不好的由胃下降到下焦，下焦如渎，排泄脏水。

如果肾的功能下降，我们叫肾水寒，则水气不化，废水储留，脾脏最是喜燥恶湿，运化就受到障碍，升清的功能下降，表现为贫血、血压低、营养不良；肾水寒进一步侵害到心，那就会出现怔忡，心中悸动，心虚，像做贼一样，怕某种东西或声响等，医学叫水气凌心；为什么有人一吹风就感冒呢？叫水寒凌肺，肺寒抵抗力下降。

水不走，就会产湿，脾运化不好，湿气重，对人体来说，脾主肉，管四肢，功能不好，发胖，发懒，全身沉重；湿邪最不好去除，因为祛湿常用热药，热药使人易上火；去热要用凉药，凉药又会助使湿气更浓。因此又叫湿性黏滞。

简单介绍一下痰饮；水湿之外的一种病理状态，饮比较稀，痰比较稠；五脏六腑皆能生痰，痰为百病之源，而就痰来讲，肺是贮痰之器，脾是生痰之源，肾为生痰之根，人老了，肾气衰，痰就比较多。饮在中医学里面，分悬饮、停饮、支饮等，也是寒湿不化所致。像突然胸痛、胃疼，可能就是支饮或悬饮。

水是要循环的，否则就生病，比如女性痛经，就是寒湿不化；囊肿就是痰湿；肌瘤就是无数个囊聚集在一起，水走了，囊死，从而成了实性的东西。

水，这个人体最重要的物质，如果在身体停滞，就成了痰湿饮水，运行无碍则无形无踪；关乎肺、脾、肾三脏。因此，水如果在身体里面长期不正常集聚，出现相应的临床症状；运行无碍则常流常新；临床常见病机"脾肾阳虚""湿邪困脾，脾失运化""水气凌肺""水气凌心"等，以及痰饮、支饮、溢饮、停饮、瘰疬、痰核诸多病名，皆为水湿停滞作怪。

病理变化见下：

废水—湿—饮—痰—瘤—癌（量变到质变的过程）。

治疗及预后见下：

癌—瘤—痰—饮—湿—废水—代谢掉（身体内环境持续改善）。

十四、腰椎病案一例

时间：2016年1月15日。

地点：郑州管城杨戈中医诊所。

病人，女，76岁，安徽桐城人，16年前因为椎间盘突出做了手术，这次腰腿疼发作7天，右侧腰腿疼，夜不能寐，医院直言不能做手术，给予药物地奥司明、洛索洛芬钠片，病人服药无效，疼痛三天三夜不能合眼；经人介绍坐长途车来郑州我处诊疗。

病人被家属架到诊所，痛苦面貌。

影像：腰3～5至骶1椎间盘突出。

中医针刀诊断：棘上韧带急性损伤。

针刀治疗：4号0.6针刀一支扎到腰2棘上韧带，一支扎到腰3棘上韧带，一支扎到腰4棘上韧带。

针刀思路：病人做过手术，好了多年，但是在腰部发现手术瘢痕有20厘米长，棘上韧带破坏严重，所以，后期再注意也不能够好转，只能代偿；看到病人片子，很多人恐怕避之不及；但是，笔者考虑到16年都能代偿，如今这一个星期的失代偿，应该不是什么问题。

针刀预后：针出症消，病人痛苦的表情明显减缓，不扶可以自己行走。上午治疗，中午坐大巴回安徽。

5天后电话回访：病人家属诉：已经基本没有症状了，非常感谢云云！

按语：此种病人临床多见，治疗方法多种多样，但是从简单、安全、高效的角度来看，中医针刀是个不错的选择。

十五、针刀都治什么病

针刀医学是一门辨因治疗疾病的学问，虽然也对症、对病处理，既有辨证论治，也有辨病治疗，也就是说，可以包含所有现在的疗法。不同的是，它对疾病新的、独到的见解——找因、对因、治因！

比如，椎间盘突出，许多方法都会看，许多方法都会看好，但它的病因是什么？对因治疗的方法是什么？针刀治疗的好处又是什么？

针刀医学的治疗学，制订了十六字法则，即针刀为主，手法为辅，配合药物，器械辅助；临床上不会只看突出、增生，而是查找原因……第一，它是先坏后突出，第二，应力导致盘坏，第三，劳损是根源，第四，针刀是武器，切割棘上韧带；想明白了，从第四念到第一就行了。棘突上面的韧带针刀一松解，劳损的筋变长，应力减小，内部椎体能量释放，间隙打开，神经活性变大，脱离粘连，恢复活性，症状好转，直至康复！

这是针刀医学的思维模式，病找头，从病到根把病治好。

这样治疗的好处：简便验廉。

其他同上推理，针刀治疗疾病看得远一点，治疗得更加得体，从而对病、对人的生命更加多一些关爱和呵护，是对生命长河的长治久安负责任，是能工巧匠，更是经验丰富的园丁。

那么简言之，我们治疗什么病？既然是一门医学——针刀医学，特别是隶属于中医的范畴，是中医外科的代表，也是对中医内科的重新认识，中医能治疗的疾病，针刀医学一样可以治疗，特别是掌握在中医的手里，更能发挥它的作用！

中医针刀治疗哪些病种更擅长？笔者在《针刀辨因论治》一书中选择了47个临床治疗的优势病种，包括了内、外、妇、儿、皮肤、五官等各科病种，可以参阅。

十六、中医针刀所认识的内外

我们经常会把肌肉发达的人和经常不锻炼的人看作身体好和身体不好，但是后来前者和后者的身体状况并没有什么大的区别，这是为什么呢？

按常理，经常锻炼的人，皮肉筋骨，从外到内，由于经常锻炼的关系，慢慢就强大起来，如果只是为了身体好，不是为了显摆，就是表里一致了；但是只要一有私心杂念，为七情所伤，照样会引起身体的不平衡，也就是说，皮肉筋骨之间的不平衡就会产生，就会代偿，就会应力，就会伤及人的精气神；第二种情况的人，虽然没有锻炼，但是心理的调节能力非常强大，皮肉筋骨之间的平衡转换自如，少代偿、少应力、少无谓的消耗，身体照样倍儿棒。

总结：内有心肝脾肺肾，外有脉筋肉皮骨，内外之间相系相通；而内内之间，外外之间也需要相互配合，相互通融，相互融洽，相互和合；这才是健康指导，我们必须要知道这个道理。

十七、人体的软组织和骨组织

人年轻的时候，都是骨质增生；等老的时候，就叫骨质疏松。

困扰我们的疾病都是颈肩腰腿疼。

去医院的时候，要么说是骨质增生；要么说你是骨质疏松。

那么我们是怎么看待这些"花里胡哨"的问题呢？

先说说影像学的看法和认识过程——早期影像学报告都是骨质增生，但是切了骨质增生后，并没有解决临床的问题，接下来，就变成骨质退行性变，也就是说，老化了，不可逆转了，病人只有仰天长叹了。但是年龄小的疼痛病人，发现退行，怎么办？还有几十年的生活呢？所以，不甘心呢！

要想弄清楚其中的弯弯道道，还是要从针刀医学开始；从软组织和硬组织之间的关系说起。

我们人体分三大块，一个是软组织，一个是骨组织，一个是水。

我们这里仅介绍软组织和骨组织。

人体的生命活动包括工作、生活、运动、锻炼等，这些都要在软组织和骨组织之间进行一个相对的平衡，连接这个平衡关系的重要组织叫韧带，运动是肌肉，制动是韧带，韧带是附着在骨上面的比骨头软，比肌肉硬的一类组织，和肌肉正好是一对，肌肉主动、韧带主静；一个动、一个静，就会出现矛盾，就会出现应力，韧带厉害、硬化、钙化，再拉，我就骨化，最硬了，成骨头了，看谁厉害！这就是骨质增生的来历！到这时，其实跟人体真正的骨头没有什么关系，肌肉和韧带都是人体的软组织！

但是这时有一个不被大家了解的东西浮出水面，就是韧带钙化的钙质从哪里来？

对了！近水楼台先得月，正常骨头里面的钙质被借走了！如果这时，人体又得到休整的时期，韧带里面的钙质再还到骨头里面去，就像借钱还钱一样，相安无事；如果碰到老赖，不还钱了，骨头就会由于失钙而变得脆、软；我们就叫它骨质疏松。

回到开题，其实引起人体疾病疼痛的原因，骨质增生也好，骨质疏松也罢，归根结底就是个软组织损伤！

软组织损伤就是劳损，劳损就是长筋变短、小筋变粗。

针刀就是打掉一部分稳定性，使动静平衡、"家庭和睦"，疾病消除。

那么，我们不管增生了吗？回答是肯定的！应力减低，动静回到平衡，症状就会消除，应力引起的骨质增生，也会启动"还钙"机制，骨头又变得强壮了，等过了1年再去查影像，发现骨质增生减小或者消失，你一点都不必感到奇怪（借钙还钙）。所以，我们看到老人又恢复健步如飞的身影时，你可千万不要说那是补钙的原因了。

那是扎了针刀，打掉了应力，调整了"家庭矛盾"，"夫妻"和好如初，欠的"钙"还了，又开始新的充满阳光的生活啦！

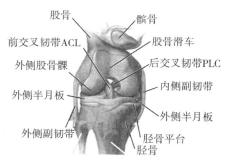

简单来说，人体的钙是一定的，生长壮时期，由于力不平衡，导致韧带强大，骨质增生（其实是韧带钙化）形成，其骨头里的钙转移到软组织（被借走）；老已之时，如果人体没有那么大的运动量，力平衡应力减小，钙有一部分会回到骨头里（增生减少），这就保障了骨头的钙质不是那么低，疏松就会轻一些，这时，如果力量变小的同时，多病缠身，钙回去变难，软组织（韧带）依然钙化，骨组织的钙量变低得严重，就是骨质疏松了，此时很容易骨折，真是"屋漏偏遇连阴雨"。

十八、带状疱疹及后遗疼痛的治疗

带状疱疹是个很麻烦的疾病，疱疹好消，疼痛难除；临床常用尽了止疼的药物，有的还不能解决疼痛的问题。

针刀医学认为，脊柱的动态平衡和力平衡是导致疱疹及后遗疼痛的罪魁祸首。

病因：坐姿不正。

病理：小关节错位。

区区9个字，将疱疹及后遗疼痛讲得明明白白，透透彻彻。

动态平衡是人体的灵活性。

力平衡是人体的稳定性。

灵活性找稳定性的事儿，力平衡给动态平衡点儿颜色看看。

其实就是这么点事儿。

这时，脊柱是向一侧旋转了，正好压住皮神经，皮神经电量不足，人体自带潜伏的病毒就会驻扎在这一块儿，于是，这一块就起了疙疙瘩瘩簇集样的疱疹了。

针刀松解脊柱的相应的旋转的椎体的棘上韧带，脊柱的稳定性被破坏，灵活性恢复功能，皮神经获得充足的正气，电能量，疱疹被打败，疼痛得以消除！

好了，记住笔者说的这9个字，什么都是浮云了。

悄悄地告诉你，利用针刀原理治疗的带状疱疹从不留后遗症；需要注意的是，老年人的带状疱疹，往往夹杂着内脏的肿瘤；因为针刀的动力平衡可不只是指的外在的，同时也包含着内脏的疾病，一支两叉，外面是皮神经卡压出疱疹，内在的是脏腑的经络不通而生肿瘤，那就不只是小关节错位了，而是整个椎体脱位或错位了(力平衡严重失常)。

十九、针刀治疗内科病——胃炎

针刀病案一例：

某女，58岁，近期胃不适来诊。

10月7日首诊：胃镜、B超检查，胃溃疡，胃炎，胆囊炎，糜烂性胃炎，Hp(幽门螺杆菌)阳性；既往有血压高，140/90mmHg；主诉：烧心，舌苔厚腻。扎1次针刀，开中药7剂：独活3g，肉桂3g，香附3g，佩兰3g，蒲公英3g；7剂，水煎服，每日1剂，分2次服用，早晚各1次。

10月15日二诊：服完药心中畅快，效不更方，继进7剂。

未及三诊，传话胃好，眠和，继服中药2次，仍同首诊方，至今无恙。

针刀治疗：取胃俞。

中药思路：中焦运化失常，加强脾阳健运。

中医针刀治疗思路：善治阴者，阳中求阴，阳得阴助，生化无穷；背为阳，腹为阴，通阳运阴。

按语：针刀治疗内科病久矣，但是有这么快、这么好的疗效，也使笔者感到惊奇，特录之。

2015年10月至今已经半年，回访病人已没有不适。今又回访，胃病未犯已4年有余。

二十、新平台，新起点

今天，是中医针刀值得纪念的日子，河南省省立医院针刀医学科正式挂牌成立了！中国中医科学院董福慧教授和河南省省立医院李院长共同揭牌，参加挂牌仪式的还有高丙南副院长，北京汉章针刀研究院朱秀川院长，港区领导和河南省厅领导，这是利国利民的好事，将为河南省人民的健康服务好！

参加学习交流的近400名来自河南省内外的医界同仁，河南省内专家有河南省针刀学会秘书长李瑞国，郑州市中医院康复科主任苟成钢，郑州市颈肩腰腿疼医院常修河主任，郑州大学医学院解剖教研室马钊主任等。

任重道远，责任重大，我们河南针刀医学同仁，团结在一起，对技术精益求精，共同努力，服务好我们的父老乡亲，为构建美好的医患关系，为河南人民的健康事业，努力奋斗！

二十一、今天是个特殊的日子

2016年12月12日，今天笔者在疼痛科门诊坐诊，也是笔者第一天在河南省省立医院坐专家门诊。

来的第一个病人，是一个带状疱疹后遗症，一个60岁左右的病人，右小腿疼痛3个月，先期治疗效果不明显，来河南省省立医院求诊。从针刀医学的角度，是腰椎的问题，治疗不是很简单，就要求病人住院检查治疗，病人家住外地，说回家安排好就来，送走了病人及家属；接着第二个病人是76岁的老人，腰扭伤，疼痛1周，片子上有骨折增生，压缩性骨折（陈旧性），腰椎成角，在家吃药打针无效，走路需人搀扶，门诊无法治疗，嘱病人住院治疗，病人家属非常理解，随即办了住院手续……

忙碌的一天结束了，笔者用针刀治疗了6个病人，收了两个住院病人，其中一个病人是个脚跟骨刺，片子显示骨刺长度0.8cm，走路疼痛近1年。

河南省省立医院环境好，服务好。笔者第一天上班，也为病人解决了问题，心情也好，开了个好头。在这个平台上，笔者一定努力，让大家满意！

二十二、风湿、类风湿、痛风、骨质增生在四肢关节的鉴别

风湿、类风湿、痛风、骨质增生在四肢关节都有一个共同的特点——关节疼痛。

下面我们就以上四者做一个分析：

风湿，相当于中医说的痹病，什么是痹病？就是道路不通，临床表现在关节周围的滑膜和滑囊，肿胀和疼痛，原因是风寒湿三气杂至，合而为痹，临床治疗在局部温暖，保温就基本上可以去除。

类风湿，常见于女性，因为要承担生儿育女的责任，邪气容易进入关节腔内，损坏关节腔内的软组织，疼痛肿胀是不可避免的，最大的特点是关节变形；治疗起来比较麻烦，要把风寒湿邪从关节内祛除出去，药物通过血液很难到达关节腔内部，因此，治疗时间长，西医将类风湿称为不死的癌症，是因为靠药物无法达到彻底治愈的效果。

痛风，是血尿酸代谢障碍，肾是代谢血尿酸的主要脏器，肾虚（先天不足，后天失养），导致功能欠缺，能力不够，再加上饮食不注意清淡，就会导致疾病；血尿酸如果排出不够，就会在人体内蓄积，蓄积部位往往在人体的最远端——大脚趾，所以，痛风一个是体虚，一个是侵犯的部位也在关节腔内，药物不好去除。

骨质增生，许多人还在迷惑，针刀医学已经讲得很明白了，增生是人体代偿的产物，由于人体的过度利用，是人体局部发生改变，而这种改变就是我们常说的"劳损"，人体为了强化某个部位的力量，将稳定性加强，韧带钙化，就是"骨质增生"。也就是说，骨质增生并不是长骨头了，是韧带变硬了（X线看到的是增生），这个增生不是坏事，是人体为了平衡而加固的地方。再明确一下，骨质增生不是病，疼痛是失代偿，进一步增生变得不可能，从而产生症状！实乃人体力不平衡的呐喊。

弄清楚这些，再治疗就心里有数了。

风湿，扎扎针，烤烤电，做做理疗，开点祛风湿的中药就可以恢复得很好了。

类风湿，一定要打开关节腔，将邪气藏匿的地点，打破，开门，使邪气暴露，群起而歼之；治疗，针刀刺破关节囊，活血化瘀中药辅助；后期变形的，要做牵引和功能锻炼。

痛风，在笔者所撰写的《针刀辨因论治》一书里已经讲得很明白了，针刀刺破关节囊，拔罐器拔出污垢贼邪，中药调理脾胃、肝肾，辅助阳气，这个病也就彻底铲除了。

骨质增生不是病，临床不必治疗，如果疼痛，一是休息，二是调节人体的力平衡即可。告诉你个秘密吧，四肢关节的骨质增生，往往和颈椎、腰椎有关，针刀扎棘上韧带。

二十三、构建美好的医患关系

经常看到说顾客是上帝，让病人满意等话，但是就是不能达到医患和谐的高度；笔者认为，其实，就是要解决问题，达到疗效，就要达到人体这条河流的长治久安；毛主席视察黄河，亲笔题字"要把黄河的事情办好"，在郑州成立了黄河治理委员会，简称"黄委会"，果然，解决了黄河的大问题，怎能说老百姓不满意？

人体一样，毛主席说：发展体育运动，增强人民体质；中医药是伟大的宝库；赤脚医生等。就是说，医生和病人之间的关系是处于同等地位的，"你不拿群众一针一线"，还要用专业知识解除病人的痛苦。

这是一个高度的问题，未来一定会走上这条路。

医生，一心救治病人，病人的问题，就是自己的问题。第一，解除痛苦；第二给病人自我修复创造有利的条件；第三，走出阴霾，重新开始积极阳光的生活；所以，医患不是亲人，不是上帝，不是让病人满意。

医患就是一体的，从病人来的那一刻起，两个人就是一个人，它（一体的它）快乐，就一起快乐；它痛苦，就一起承担；包括身体和心理。

我们现在太注重病了，不重视心理，是没有把我们医生的心和病人的心串联到一块，不能想到一块，所以容易出现矛盾，我们应该多去换位思考。

不论基层或三甲医院，只要作为医生，就要勤学苦练，首先自己解决自己健康（身体和心理）的问题，让每一位病人，跟你一样健康、快乐，好比病人是黄河，医生是黄河水利委员会，响应毛主席的号召，要把黄河的事情办好；把老百姓的健康当成自己的健康。

因此，笔者呼吁，让我们大家一起努力，共同构筑美好的医患关系！

二十四、头晕是怎么回事

今天治疗一位病人，女，60多岁。病人患头晕多年，几个月前住院，按脑血管病治疗，好了一段时间，现在又开始头晕一周。既往史，49岁时得过中风，没有留什么后遗症。现在吃一提兜的中药、西药，效果不明显，听别人介绍来诊。影像检查，颈动脉、椎动脉硬化，陈旧性脑梗死灶；颈椎间盘突出，椎管狭窄；病人还有长期失眠，吃镇静神经药；还有慢性胆囊炎病史。

分析：头晕一定是脑缺血。中医讲，"诸风掉眩，皆属于肝"；针刀医学认为，颈椎的劳损增生，导致上行、下行的通路闭塞不通是罪魁祸首（下面的血由于颈椎的堵塞而上行困难，导致脑部缺血）。在其他地方治疗，全部以脑缺血治疗，打吊针吃药拼命扩张血管，是治标不治本。药用上好点，不用还是不行，并且呈逐年加重的情况。就像血管压了一块石头，光疏通血管只会使血管某个地方越来越细，使血管破裂的危险增加。搬开石头才是治本的方法。

由于长期以来对颈椎认识上的偏差，使我们忽略了这个最重要的人体部位，导致心脑血管病越来越多，这是在以后的诊疗过程中，大家都必须要注意的重要环节；颈椎的神经以及通过颈椎的神经多如牛毛，任何的增生都会使神经的活性降低，导致血管内血流速度减慢，出现上行线路的目的地和下行线路的目的地缺血而导致临床各种各样的症状。

这是临床出现各种状况的根本原因。针刀找到这些细小的病灶，早期进行轻微的松解，就能把重大的心脑血管病隐患解除了。这例病人按常规的脑血管治疗，迟迟不见好的疗效，提醒我们颈椎的重要性。

头晕——颈性——针刀早期介入以打通这个通道！切记切记！

二十五、针刀与针刀医学

针刀只是个器具，类似这种形状的针具自黄帝时期就有。

朱汉章教授创立针刀医学，跟针灸一样，工具简单，然而对其如果想得太简单，那就大错特错了。

看到病人不能动了，就是粘连了，用小工具一扎，就会动了。会动了，还疼，就是牵扯疼、放射疼，脊柱旋转了，用针刀扎开棘上韧带，松解好脊椎的旋转，这个疼也就消除了；万一还疼（临床上这种情况还是相当普遍的），是人体的自我修复能力太差了。要配合中药、艾灸辅助人体的阳气。

我们再谈一下对病人的认识，病是人得的病，人是得病的人，是两个意思，不同的意思；病厉害，人更厉害，病退人进；反之，病进人退。

针刀也是这个意思，针是我们常说的针灸，除了不能捻转得气以外，所有针灸的功能全有，刀是另外一层意思，可以进入人体行松解和剥离的作用，这是针灸所不具备的功能。针刀不是刀，就像姑娘不是娘，蜗牛不是牛一样；针刀的定义，凡是以针的名义进入人体，又能行刀的治疗作用的所有器械，都叫针刀。

因此针刀作用于人体基本上是三七开，针的作用占30%，刀的作用占70%。

因此临床上你会看到都是拿针刀治疗，但是临床疗效会出现差别，区别来自针刀那30%的针的作用。就像针灸，越老的针灸大夫，临床的治疗效果越好。疗效好关键不在于工具，而是取决于医生一以贯之的中医思想以及千锤百炼的经验。

朱汉章教授指出：人体第九大系统——电生理线路（经络的实质），大脑发电，输送到全身内外，等大脑损坏了，就基本上是维持低级的生命活动而已，再有奢望是不现实的；反之，人体从高级中枢以下的不通，都可以用针刀刀的治疗作用松解、剥离，改造病理结构，重建新的生理结构；但是长期的毒瘀虚，还要靠人的强大的自我修复能力和驱散毒物的能力来恢复；我们能够帮助的就是我们对人体医学的知识和生命科学的认识，从生理、身体、心理方面进行全面的帮助和治疗。

治病易，治人难；针刀易，针刀医学难。

梅花香自苦寒来，宝剑锋从磨砺出；潜下心来，勤学苦练，才是正途。

朱汉章教授说：拿一个凸透镜照一个点，铁都会融化；与针刀人共勉之！

二十六、住院老人腰疼

才进河南省省立医院新岗位，就有一个老人突发腰疼指名找笔者治疗。病人因为2年前腰椎病，做了手术，现在又发，不敢乱看，通过熟人介绍，就在河南省省立医院住院治疗。

老人76岁，内脏功能还可以，没有什么长期慢性病治疗的病史，所以，笔者信心还是有的。以前治疗过这种老年病人，跟踪后效果都相当好。可以说治疗以前，就已胸有成竹。

分析：年龄大，影像可以参考，但是绝对不能依靠影像。病人腰椎压缩性骨折，侧弯成角，不能用任何的蛮力手法，这是一定的。另外，老人稳定性和灵活性都不如年轻人，可变度已经很小了。也就是说稳定性和灵活性之间的平衡问题，从年轻到人体衰老，都是不变的规律，变化的是，灵活性和稳定性的比值是不同的。年轻时比值要大得多，调理起来，会稍微麻烦一点，老年人这个值就已经很小了。也就是说，我们治疗的是灵活性和稳定性之间的平衡，人越老，越容易平衡。为什么呢？是因为所求不高，不像年轻人，还要去面对生活的压力等情况。我们都是去调平衡，老年人就好调得多。他（她）想灵活，但是，由于可以让他（她）灵活的空间非常小，一个小小的稳定（代偿），就会使他（她）出现临床症状，而且，看起来非常严重。其实，这就是一点点的稳定性造成的。我们只要把那一点点的稳定性打破，就会恢复临床的平衡，病人也就非常满足了。这就是我们的临床思路，应用起来，非常得心应手。

这个老太只是一个个例，但是我们临床用这种方法不知治好了多少腰椎病的病人。这是一个开始，以后，这种思路和做法一定要让它发扬光大，去救更多的人。

二十七、针刀治疗腰椎间盘突出症

这是中医针刀一个非常典型的案例，且听分解如下。

时间：2016年1月25日。

地点：郑州管城杨戈中医诊所。

病人，女，43岁，主诉腰痛半个月，渐渐发展到右腿痛，影像报告：腰椎3~5至S_1突出。

针刀治疗，1周1次，共3次。按照腰椎病常规针刀治疗效果不明显，医患都觉得不满意。这时就比较考验医生的经验了。中医针刀考虑整条脊柱的旋转拧力，腰椎、颈椎的代偿失代偿，指出可能是整条脊柱的问题，最有可能的是颈椎的问题。而病人是以腰椎间盘突出压迫神经为主诉来诊疗的。经深度沟通，病人答应下次拍颈椎磁共振。

第四次来诊，病人出示颈椎MRI检查结果显示：颈椎3~6突出；此时，其病因终于查到了，是颈椎的问题。

第四次针刀治疗：4号0.6针刀治疗颈椎上项线，项韧带，腰椎棘上韧带。治疗完病人当时就感觉颈椎、腰椎好很多。第五次复诊，病人说腰不疼了，颈椎也好了。

对针刀治疗腰椎间盘突出症的思考：为什么病人腰椎治疗3次效果还不明显呢？因病人颈椎间盘突出很重，整个颈椎、胸椎、腰椎是一个整体，腰椎的病变与上段椎体的旋转有密切的关系。虽然说对治上以治下，治下以治上在临床上已经有一些认识，但是笔者在临床上由于习惯还是没有达到一个更高的层次。第二次治疗的时候已经从颈椎开始，但是没有想到颈椎病变得这么厉害。这说明一个什么问题呢？这说明颈椎和腰椎的代偿和失代偿不是同步的。此病人的颈椎代偿能力强，所以不显示出症状，腰椎代偿能力差，所以症状明显。通过这个病案让笔者想到："四肢找中间，中间找颈椎，颈椎找中枢"。诸多疑难杂症都与颈椎和中枢有关！

二十八、中医针刀的心理学

我们平常看病都是看有形的病菌啊，病毒啊，哪个零件不好了，坏了等这些东西，来确定你得了什么病，这个看似非常科学的方法，应用了几百年，但是到了现在，我们似乎觉得还是缺了一点。

其实，我们中医从古代就有祝由，到了宋代，还在医院设有祝由科，可宋以后，就销声匿迹了。

随着现代医学的发展，人文科学渐渐兴起，更加注重人性化服务，国外心理学研究蒸蒸日上，而相对于国内，在医院里面，心理学还没有形成一个完整的体系。

为什么要这个东西呢？我们虽然就诊疗方面已经做得不错了，下一步就要把心理学方面的内容，贯彻到需要进行心理方面调整的病人身上。比如，病人由于身体疾病导致心理疾病，两者互相影响，特别是慢性病病人，长期患病，导致心理障碍，很难脱离这个阴影，急需心理方面的疏导，而这是现在医院普遍欠缺的东西。

我们以前曾经说过病人是病和人两层意思，既治了病，又治了人，才能说治好了，光治了病，人没治住，就不能说治好了。健康包含两个意思，身体健，心理康。

做到这一点，中医针刀将是未来医学发展的方向，为什么这么说呢？

治症，治病，现在可以看到是有不足的。因为很难达到人体的长治久安，人有身体，关键还有心理。作为病人，我想要知道我得病的根源，并且能不能去除。但是，现在医学给我们的标准是，我没有症状即为临床治愈，反复发作，要不长期吃药打针，要不手术切除，没有什么东西就没有什么病！但是，这样很难满足作为人这个个体的全部要求。

中医针刀辨因论治，治病治因，未病先治，保障人体这条河流的长治久安，为健康创造有利的条件。临床也治症，也治病，也治因。统筹全局，整体规划，打掉前期的代偿，规划以后的身体的道路，在这个背景下，和病人深度沟通和交流，最终达到共同健康、共同快乐的目的！所以中医针刀是未来的医学和代表着医学的未来，而中医针刀的心理学是其中最重要的部分，说它是祝由也罢，心理学也罢，这是成为一个合格的针刀人所必须具备的能力。

二十九、针刀治疗的审时度势

针刀治疗中很多医生地方扎对了，可效果不尽如人意，不知道为什么？

学员在每次治疗中，都想知道笔者扎在哪儿了，扎的什么部位，扎得多深，扎了几针等。笔者也想让大家都知道，早点学会，利益大众。曾经有一段时间，笔者把治疗的过程用录像机录下来，也曾经把学员一批一批地带到诊所观摩学习。可是种种努力，到最后，出道的学员，寥寥无几，你们郁闷，笔者也很郁闷啊！不知到底是哪里出了问题？

现在，笔者才慢慢体会出以上问题到底出在哪里：

前面，我们分析了针刀的辨因论治，其治疗的高度、广度、深度，要比现在的医疗辨病辨证要高级得多。但它不是无基础的建筑，也不是无根之木，无源之水。它的源头是中华上下五千年的文化，是高于西医的，为中医的精华。针刀医学的产生，是历史发展到今天，必然要发生的事情，是历史的选择。

这就要求能够掌握这个医学理论的人，不光有知识，有文化，还要积极进取，与时俱进，不墨守成规。

很多学员想这样做，但是，底蕴不够。还有学员受不了贫穷，耐不住寂寞，想尽快掌握这个技术，使自己的付出尽快得到回报，只想知道，扎哪治病。也就是说，学的东西，很多回家后应用于临床，其效果并不理想。

其实针刀的闭合性手术和西医的开放式手术完全是两个概念。西医是形象思维，解决的问题很形象，很能让人理解，也很好学。而针刀闭合性手术，是抽象思维，虽有解剖学作支撑，但是由于其具中医的属性、辨证论治的特点，只有规律，没有形象。也就是说有规律，有变化，还会转化，决定了临床看似有定点，但又不是定点，有时浅尝即止，有时不达目的不罢休，临床中需"审时度势"。

扎针很好学，有四步规程：定点、定位、加压分离、刺入。

扎针治病难学，需要有丰富的专业知识（中西汇通）和对中西医的融合贯通。

扎针能治好病，易学，依葫芦画瓢，毕竟，破了体，致了用。还是用病人的自我修复能力治好的病，不足为奇。

扎针治好多种疾病，这又上升了一个层次，对人体的把握有了初步的认识。

扎针不仅能治好一般病，还能把好多难治的病治好，这就比较难了。

扎针不是用于治病，而是让人不得病，打通、重建经脉穴道，长命益寿，健康逍遥，这才是真正的高手境界。

你在哪层？你想成为什么层次的人？

决定权就在你的手中。

曾经有人问笔者：你扎针那么轻浅，行吗？

至于行不行，笔者下面用武术打个比方来说明。

初学者，打得都重，但都是皮肉伤，看着激烈，却没有大的改变。江湖打得好的、被公认功夫深的，人们见到的都是轻描淡写，甚至是"剑气伤人"，即剑还没挨到人，伤害却已造成……

中医针刀，任重道远。一切速成针刀技术，都是三脚猫功夫。想真正悟透、应用好这个技术，不潜下心来，是万万不行的。

三十、中医针刀临床随笔

平安夜

前几天治疗一个男性病人，左侧肩疼，因为是老病人，所以互相交流就多一些。最后竟然牵扯了那么多的东西，笔者觉得挺有意义，就记录下来，希望对大家有所帮助。

8年前，该病人58岁，犯左侧肩周炎，打过封闭，没有好的效果，来诊所治疗。针刀治疗4次，得愈。最近又犯肩周炎，还是左侧。经一番掂量，该病人最后还是决定来找笔者治疗。为什么要掂量呢？是因为，他对打封闭有纠结。他说：那几年，犯过腰疼，辗转医院治疗，最后腰都直不起来了，最后，碰到一个医学院的实习生，说是腰肌劳损，用麻醉药和硫酸镁进行局部治疗就行。结果，打了7次，至今没犯！所以，他走到哪，能说上话的，都会说这个方法好，所以对自己，也是这样要求的，先打封闭。这次为什么没有选择打封闭呢，是8年前治疗左肩疼效果不错，还想找笔者像上次那样治疗，以治好左肩疼。

从上面的谈话可以看出，病人8年前治好肩周炎，既打封闭，又用针刀，好了，也不知道是怎么好的。后来又犯腰疼，辗转在医院之间，偶遇封闭疗法，治疗至今未犯，所以，该病人认可封闭疗法。但是这次犯肩周炎为什么打了封闭，又回来扎针刀呢？是想还像8年前一样扎针刀治好吗？但是该病人也有一个疑问，为什么左肩疼还会再犯呢？

今天的一番交流，笔者一一回答了他的疑问！

肩疼，当时除了肩周针刀治疗，也做了颈椎，所以，肩周好了，恢复得不错。后来腰疼，是脊椎的旋转力，代偿到了腰椎，腰椎出现症状，这时，因为颈椎的针刀早期介入，腰椎打打封闭也就好了，至今未犯。但是，腰椎过早地加强稳定性，导致颈椎稳定性相对增强，颈椎椎间盘突出，失代偿又出现，又表现为左侧的肩疼。现在，跟8年前的肩疼，不是一回事了。当时代偿能力比较强大，现在代偿能力相对弱了。以前，颈椎、肩周是一半对一半，现在，几乎全在颈椎了，从治疗上看，就是一个绝对的颈椎病了。打掉稳定性，让稳定和灵活重建平衡，治好肩疼，恢复健康。

虽说都是一个肩疼，谁知道里面的弯弯道道还这么复杂呢？！

笔者希望我们的中医针刀能够带给更多的人健康、快乐。

治病很简单，道理很复杂。然而对健康一定要重视哦！

平安夜，送健康，祝福大家都平安快乐！

三十一、圣诞节

不管这个节叫什么名字，这个日子还是挺值得纪念的。明天就是伟大领袖毛泽东诞辰日12月26日。

我们聊聊颈椎。

颈椎，在前面讲了，是上行血脉、下行神经的通路，几乎每一个毫米的区域都有重要的神经、血管、经络的通道。我们从小到大，形成了颈椎的形象，又从大到老直至把它用坏。颈椎在用的过程中不断变粗变硬，就像是个树干，从直到弯，从平滑到粗糙，甚至疙里疙瘩，在里面的通道，也会变得越来越小，稳定性越来越强，灵活性越来越差。我们临床诊断的颈心症、颈胃症、颈高症等就会出现。

这些病，内科、外科、内分泌科等都会看，大多也治好了。而有些人就要长期靠药物来维持。

这是从症或病的角度去看，去治疗的。

针刀医学从另外的角度去看问题，颈心症、颈胃症、颈高症都是因颈椎的劳损而引起的！

上行、下行的路不通，或完全不通，或是通而不畅。

上不去，脑缺血，下不来，人老腿先老。

颈椎部下行的神经，有脑神经，也有脊神经。有内脏神经，也有外周神经。有运动神经，也有感觉神经。有高级神经，也有低级神经。也就是说，颈椎有1个毫米的劳损，下面就会有一些内脏的神经异常或外周神经异常。

说颈椎是一切疾病的病因，也许有点过头。但是基于以上分析，我们现在所碰到的关于健康或疾病的疑问，应该都和这个部位的劳损密切相关！

让我们从颈椎开始，来重新认识人的生命和健康吧！

很多人说，我脖子不疼，但是拍个片子，谁敢说自己没有增生？颈椎疼痛的颈椎病只占十分之一，大部分的颈椎劳损增生是慢性积累性损伤，而且，有痛觉神经的地方就那么几块最表浅的肌肉——斜方肌、头夹肌、颈夹肌、斜角肌。里面的肌肉很少或没有痛觉神经啊！外面揉揉按按，不疼了，然而问题都堵到里面了。

针刀医学从动态、力平衡着手，用一根小小的，不到一个毫米的针刀，松解剥离，恢复了颈椎的生理曲度。使小筋变细，短筋变长，恢复颈椎的灵活性。虽然是个手术，但对人体这个生命长河的长治久安，意义非凡！

但是针刀切多切少，切浅切深，却蕴含着大学问！想学针刀容易，想学会用好针刀难！

三十二、月子病

我们常说，月子病，月子治。

为什么这么说呢？

现在科学发展了，治月子病有没有新办法？

月子病，是说生完孩子的那一个月，是需要"休息"的。这个休息有两方面：一个是要避风，一个是不能劳累。第一个是因为生完孩子后，全身的毛孔大开，很多孔窍需要修复，恢复开合的功能。如果不慎遭风邪侵袭，由于抵抗力尚差，就会使风邪留在体内，聚集不散，遗留后患。第二个不只是不能做活儿，而且是一个姿势不能时间太长，否则也会遗留劳损而引起后期腰酸腿疼，这就是所说的月子病。

从中医来讲：风寒湿三气杂至合而为痹，临床有筋痹和骨痹之分，相当于现代的风湿和类风湿。前者就是关节周围炎，关节不变形。后者则是邪入骨髓，关节变形。

为什么老话说：月子病要月子治呢？

临床上我们也观察到这一点：曾有一妇，先产一女，后来就得了月子病，不是这疼，就是那疼，三天两头吃药，扎针，反反复复不能够治愈，精神也不好。用中医反复调治了3年，都不见大的改善。后来听说又怀孕了，生了一男孩，诸病皆愈，再也不说这疼那疼了。

其实，这是有道理的：再孕，再休息，生产完后，有了第一次的经验，就注重调养身体了。还有一个重要的情况：毛孔孔窍再一次极度地打开，这时身体能力也强，从骨头里自己把寒邪赶出去了！这是关键。试想，现在，靠药物？靠针？哪个可以跟人的洪荒之力相提并论？

《黄帝内经》言：勇者，气行而已，怯者，着而为病也。

既然知道了是这么回事，月子病还是能够彻底治疗的。且听分解如下。

虽然患有月子病，但是人的正气未衰败，会将邪气驱赶到人体的某个部位，表现为头、颈椎、四肢等某个部位的疼痛，长久不散。

为什么有的疼痛很快就好了，有的会反反复复呢？

好得快的，一定是伤害较轻，病人自己修复能力较强；好得慢的，反反复复的，是因为病人的毛孔涨裂，自己修复不力。没有修复好，就像一扇门，虽然看起来能合能张，但是感应能力实在太差。该开不开，该合不合，就会导致邪气看似祛除了，转了一圈又回来了的情况。

应对这个情况，我们现在设计的策略就是：采用针刀治疗，破坏局部开合不利的毛孔，使之重建，完善结构，完善功能，使邪气一旦赶出，便无孔可进。

当然，月子病也离不开综合治疗。中药补气活血，祛风祛寒，艾灸在病变局部形成一个阶段的保护层，既吸，又赶。经过一段时间的修复，一个光彩照人的健康人又重新展现在大家面前了。

看着挺简单！

这就是针刀医学，这就是辨因论治。

三十三、银屑病

银屑病，俗称"牛皮癣"，是一种常见的易于复发的慢性炎症性皮肤病，特征性损害为红色丘疹或斑块上覆有多层银白色鳞屑。青壮年发病最多，男性发病多于女性，北方多于南方，春冬季易发或加重，夏秋季多缓解。病因和发病机制未完全明确，研究发现，本病的发病与遗传因素、感染链球菌、免疫功能异常，代谢障碍以及内分泌变化等有关。

看到以上介绍，读者是否觉得好吓人？

新兴的针刀医学可不这样认为。

首先想到的是，肺合皮毛，肺的功能差，导致皮毛新陈代谢差，出现临床症状。

小儿经常感冒发热，反反复复不好，有这个原因。成年人，得找肾的原因。因为肺属金，肾属水，金生水。金不好，作为儿子的肾也不好。反过来，肾不好，金受影响，肺功能差，导致银屑病。

这个原因应该是找到了！

银屑病的临床治疗效果如何呢？

治疗方法：针刀调整颈椎生理曲线，找大椎穴（气的开关），胸5棘上韧带（血的开关），调整气血，打开肺穴，增强肺的电流量，使毛孔开合的功能增强。

还有一个问题需要解决，就是局部长期的毛孔功能异常，局部孔穴的粘连、挛缩、堵塞、结疤，导致毛孔开合功能即使电流正常，也不能正常发挥作用。这需要针刀在局部的松解剥离，破体致用。

至于中药的应用，需要开太阳经，平补肺脾肾，补气益血生津，活血化瘀去毒等。

忌饮酒、辛辣刺激、忌冰啤酒、贪凉。

原则：看似实热病，实则虚寒凉，生活起居要养成健康的习惯。

一旦精气足，病人便神清气爽。持之以恒地治疗，并养成良好的生活习惯，此病可除。

三十四、耳鸣

我们知道什么叫慢性积累性损伤了吗？

其实就是逐渐逐渐损伤的意思。在人体，就是一点一点变老，人体并不觉得很痛苦的意思。

西医叫退行性变，中医叫劳损。

比如颈椎吧，随着时间的推移，里面气虚，加上外部劳损，当人体不能承受的时候，就会出现症状。一开始还会疼，说明报警了。后期疼也不疼了，直接在内部增生，压迫神经、血管和经络。

这就跟耳鸣联系上了。

耳鸣和脑缺血是一个道理，也可能是一回事。中医病机十九条讲：诸风掉眩，皆属于肝。肝主筋，这个筋就是指的劳损，指颈椎的劳损，因为就颈椎的筋多。中医还说：肝血虚，头为之晕，耳为之鸣。

将古人的认识结合我们现代人的认识，可以总结如下。

大脑是整个人体精准神经的总发出地，听神经来源于大脑，就像一个小人在奏音乐，大脑分辨出声音。那么，耳朵汇集声音，传递给大脑，大脑分析出是什么，这就是一个联系的通路。从外耳—内耳—耳蜗—延髓—丘脑—大脑皮层，你来我往。耳聋就是大脑最高级中枢出现的损伤（41、42区），耳鸣则是下位中枢神经出现缺血，但还没有到损害听力的地步。耳鸣是聋之渐，耳聋是鸣之甚！所以，就像三叉神经、面神经一样，这都是脑缺血的信号——头为之晕、耳为之鸣、目为之昏、鼻为之不闻、舌不能随和、咽不能吞咽等。

中医说：神伤，伤神。

老年人耳聋、眼花比较常见。然而年轻人出现耳鸣是为什么呢？

其实跟慢性疾病年轻化有关！

过度的发展节奏，使年轻人劳损速度加快，颈椎堵塞，大脑缺血，听神经不灵，先出现耳鸣。这里有一个现象值得注意，当一个窍出现问题的时候（死），其他的地方就比较灵光。比如聋哑人，经过训练可以修理手机，这是常人无法想象的。这就是因为大脑供血由于一部分不需要（死），从而使得其他地方长期营养充足所导致。而这也是常人没法获得的。

一有耳鸣就诊断为脑缺血是不对的。这只是影响了一路神经通道，而其他的神经通道依然活力充足。因此有部分人年轻时就有耳鸣，不足为奇。想治疗可以从颈椎着手，针刀松解，保持良好的姿势和生活习惯。反之，脑缺血也不一定都会表现为耳鸣。比如脑梗死，最常见的表现是口眼歪斜，言语不利，半身不遂。

那么我们怎样去对付临床的耳鸣呢？

我们找几个点吧——听宫、听会，颈椎"123"（1：上项线管旋转。2：项韧带管长短。3：斜角肌很重要），百会、百会和耳尖的连线中点。

采用中药手法配合，理疗艾灸配合。补精益气，打通风府大开关，醒脑益智等。

治疗方法很多。因病人各式各样，医生也得变着法儿地对付疾病，不能一竿子通到底。切记切记！

三十五、膝关节骨性关节炎

这个病现在很多。该病不光变形，还会疼痛，上楼梯疼、下楼梯疼，甚至走平路都疼。还有一些人，有一点症状，好好坏坏，不敢伤害膝关节，特别注意保养，可以看出这个病很常见。

针刀医学初期，就颈椎病和膝关节骨性关节炎的针刀治疗做过临床研究，还获得过"国家科学技术进步二等奖"，说明针刀治疗的安全、高效性。但是现在临床所做的治疗好像偏离了针刀医学的初衷，没有把针刀的优势完全发挥出来。笔者也在临床做了20多年，观察和治疗的病人难以计数。至今笔者还是觉得针刀治疗应该在道理上搞清楚明白，才不会使医生和病人迷惑。

我们先来看看这个病是怎么发生的？

膝关节是一个平台关节，即没有一个完整的关节囊，是靠周围的韧带作为支持进行活动和运动的，所以韧带的功能至关重要。又由于这些韧带分别挂在骨盆的各个不同的部位，骨盆通过骶髂关节和髂腰韧带，前面是腰大肌、髂肌去固定骨盆和腿骨。韧带管稳定性，肌肉管灵活性。灵活性和稳定性失衡，就会出现代偿。代偿过后，就是增生——韧带钙化，增加稳定性，失去一部分灵活性。当人还想做以前的动作时，就会出现失代偿——撕裂、渗出、水肿。这时的疼痛，绝对是人体自我的修复。管也对，不管也对，自己休息，制动，一段时间后就会好转。这样的修复，使稳定性进一步加强，灵活性进一步降低。周而复始，就会出现另外一个代偿，一个更加可怕的代偿——股骨远端和胫骨平台出现扭转。后者开始一味地磨损一侧半月板，导致半月板的损伤，并且不可逆转（走上手术台，换关节）。这时伴随的还有脂肪垫的增生，关节交叉韧带的增生，髌上囊的增生，关节屈曲障碍（股四头肌稳定性太强）或者伸直障碍（大腿内侧后侧肌群稳定性太强）。还有髌骨软化症，是因强化了髌骨，失去了髌骨的灵活性（髌骨后面有7个关节面，有关节就有活动，而这时已失去了灵活性）。

综上所述，膝关节的病变，就是关节周围软组织的损伤，或者是关节内软组织的代偿，粘连、挛缩、堵塞、结疤、硬化、钙化、骨化，导致稳定性增加，灵活性降低。

增生是由不平衡引起的。不平衡是老化现象，老化是由劳损引起的。劳损导致失去灵活性。原本想要维持灵活性，最后却以失去灵活性而告终。

我们看到解决问题的关键在于平衡。也就是针刀医学讲的动态平衡和力平衡。

从大的方面来讲，一个动作若不能做到位，就预示着劳损失代偿的开始。就像美容一样，看着这个地方不好看，美一下，看到那个地方不好看，再美一下，最后整个脸都得美美。这是因为平衡的问题，不是一个地方的问题，是一个整体——是人的一个整体。既然是代偿的失代偿，我们不管代偿，临床只治疗失代偿，为我们针刀的临床开展指明了一个正道。

例如，我们常见的内侧副韧带损伤，局部扎针刀，可以改善病情。但是想长久改善病情不容易。如果是上面的道理，这里的疼痛，是应力造成的。是谁压的？是谁造成的？透过现象看本质。这是因为腰部的劳损（从前面的文章我们已经可以了解到，颈椎、腰椎从青年时期就开始代偿了）。后期的膝关节周围疼，首先想到的就是因腰肌劳损而导致（因为是慢性劳损，可以不表现为疼痛）。这时棘上韧带已经变短好长时间了，膝关节也代偿不了，膝关节稍一磕碰，就会损伤（代偿期已过，任何小的诱因，都是疾病的导火索）。这时的疼痛，就像小孩子背麻袋，远远超出了承受能力（小孩好比是内侧副韧带，麻袋好比是腰椎的旋转拧力）。我们治疗方向是减负，而不是打小孩，这样才对，是不是这个道理？

治疗该症时，在腰椎扎一针。腿过两天就好了（减负），而且好的时间长，好得比较彻底。如果仅是局部的粘连用针刀松解了，人体又进入新的代偿期，那么后期可能不会表现为膝关节疼了，很可能出现的临床症状是什么呢？

很可能是腰疼，而且一查一个准——腰椎间盘突出。

因为腰椎间盘突出和膝关节骨性关节炎最早的病因只有一个，即腰肌劳损，棘上韧带变短。

具体的治疗因人而异，可以告诉大家的是，膝关节骨性关节炎针刀治疗是针对引起应力的力（不是打小孩，切记）。针刀调腰，手法调骨盆，最后治疗局部，这是我们大概的思路和套路。也有调理整个脊柱的，等等。还是那句话，因人而异。一竿子打到底不行，医学可不是那么简单的！

三十六、迎接新年

新年就要来临，怀着喜悦、兴奋的心情等待跨入2017年。

笔者谈一谈老慢支（老年慢性支气管炎）。

记得笔者大学实习转到内科的时候，科室住院的都是老慢支病人，现在依然还是。很多老人出现咳嗽、咳痰、胸闷、心悸、哮喘，严重影响生活。怎么解决这个问题呢？在跨年度的时候，笔者力争理清治疗老慢支的正确思路！

上焦如雾、中焦如沤、下焦如渎，指的是人体膈肌以上是上焦，肚脐以上膈肌以下是中焦，肚脐以下是下焦。上焦如同空气，中焦如同万物生长的土地，下焦如同家里的下水道、垃圾桶，各司其职，维护人体的健康。

从解剖来看，胸部有心肺，中部有脾胃、肝胆、胰腺、小肠，下部有大肠、膀胱。上面是呼吸循环系统，中部是消化系统，下部是排泄系统。

中医认识是，肺是贮痰之器，脾是生痰之源，肾是生痰之根。五脏六腑皆令人咳。临床辨证论治，是谁的事？调动谁的功能？调理那些太过和不及，致中和，解决问题。但是，有个问题，千古以来，没有解决，就是哮喘所称的"顽痰"，一旦与外界相引，即发"哮喘"，就是现代的"支气管哮喘"，小孩表现为"过敏性支气管哮喘"，老年人则表现为端坐呼吸。哮是吼吼有声，喘是上气不接下气，反复发作，不能根除。

从上面的分析笔者整理出一条思路：

第一道屏障，鼻子。鼻炎是引起支气管哮喘的最主要的原因，因此针刀打破第一道障碍至关重要。鼻炎是鼻黏膜开合失利，像呼吸系统的一个大门，该开不开——鼻塞；该关不关——流涕。门不好，贼邪入里，导致肺里藏邪，破坏肺泡（邪气也会在肺这个器官里寻找突破口，建造自己的根据地），这是很可怕的事情。

第二道屏障，我们必须要讲到脾。这个脏器西医叫脾，中医叫脾脏。脾脏为五脏之一，是就其在中医五行中所发挥的作用而言的，不是就西医所认识的脾脏而言的。脾在五行属土，土生万物，与胃腑相表里。胃主受纳、腐熟水谷，主降。脾主升清，就是将土受纳腐熟的东西经过提炼成精微物质传输到上焦。而精华提取后，胃就将剩下的东西下降到小肠大肠，最后排出体外。

脾脏喜燥恶湿，这样升清降浊的能力就强，反之，就弱。前者气旺，精气神都旺。后者反之，精气神都弱。其带来的病机就是浊气上升则生呕恶，清气下降则生飧泄。

脾胃调和的功能叫中气，肺宣发肃降，肾司开合、主生殖、司二便。中气一旦减弱，会造成短时间的运化功能减弱，表现为咳嗽、痰多。长期就会导致肺气不足，加上鼻的功能下降，使邪气入里造窝，形成痰饮伏肺，顽痰伏肺的严重的疾病——或哮喘或老慢支。临床表现为反复发作，反复治疗，再反复发作。

第三道屏障，再来看肾。肾是先天之本，肾主纳气。五脏六腑之气，肾都管。肾精足，一切都是浮云。肾精弱（先天不足，后天失养），连咳嗽都无力了，到最后就是痰堵肺道，出现危象。因此我们又叫肾为生痰之根。

综上所述，虽说五脏六腑皆令人咳，最后归纳起来，还是与肺脾肾三脏最相关。肺的咳嗽，宜调理肺气，用麻杏石甘汤、小青龙汤、三子养亲汤、桑杏汤等。脾咳，就要健脾运化水湿，用茯苓白术、陈皮半夏、苍术厚朴、甘草大枣这些中药。肾咳，就要补肾纳气，在前面两脏调理稳妥以后，固精补肾，宜选用蛤蚧定喘丸。

中医针刀治疗老慢支、哮喘的思路如下：

第一，打通门户，先把鼻炎咽炎治理住。鼻炎扎鼻炎穴，咽炎扎咽炎穴，中药调理肺气、脾气。

第二，稳固成果，三伏三九贴膏药、做艾灸，把肺俞穴、定喘穴的功能调整好，使人体自我转运的功能恢复正常。

第三，积极治疗颈椎、腰椎疾患（劳损），打通督脉一线（针刀打通督脉，调理任脉，配合中药，恢复三焦的功能）。

第四，对于老慢支，不求一蹴而就。知犯何逆，随证治之。

第五，对于哮喘，急则治其标，缓则治其本，参照上面的治疗方法，加以根除。

一切呼吸道疾病，难治的不是肺，难治的是脾肾阳虚。

抓住"精""气""神"，是治疗老慢支的大法。先期治肺，中期治脾，后期治肾。还是建立在肺脾两脏安稳住以后，再去着手治疗，以健脾为主。针刀治疗，早期调整颈椎、腰椎以缓解胸椎的紧张度，最后改变胸椎的病态结构，缓解胸椎对肺的压力，这是治疗的过程。中药调理是辨证论治。治标、治"症状"，是万里长征的第一步。急则治其标，缓则治其本（根除），可以分阶段，一步一步深入，这是中医针刀的思路。

临床治病，讲究权衡、稳妥，也就是要尽量做到安全、有效、长久。

老慢支一病的治疗，考验的是一名医生是否有强大的对疾病的控制能力和对医学深度理解能力。治好不易，不复发难上加难。愿我辈发奋努力，共同携手，早日攻克这一顽疾。

三十七、疼痛、针刀、康复

针刀医学的迅猛发展，导致了中医外科手术的重新崛起，以一种更新的姿态展现在世人面前。新的理念、新的思想，弥补了现代医学对人体整体理念理解不足的欠缺。

疼痛，也从国家战略层面上，慢慢变成了人体健康链上的一个环节。只重疼痛，不注重疼痛的前因后果，给人带来更多的健康问题。这些问题慢慢浮出水面，不得不引起重视。

首先要明白，疼痛是一个症状，不是疾病本身。若将疼痛当成疾病来看，导致神经的疼痛反反复复，治愈了一批，又来一批，并且呈愈发普遍的一个现象。这使我们不得不反思，治疗疼痛的更深层的含义。

神经的疼痛可以被抑制，但抑制的后果是什么呢？

第一是反复发作；第二是神经后期功能造成较大的影响；第三，造成神经极早衰败。

我们具体来分析一下疼痛、针刀和康复的问题。

神经为什么疼痛？

现在常规的说法是筋膜的卡压。

筋膜为什么卡压？

原因在于，筋膜的劳损，导致软组织的粘连、挛缩、堵塞、结疤。

为什么劳损？

因为力平衡失调。

为什么力平衡失调？

因为用力不平衡。

再有一个原因就是与大脑神经有关。大脑神经不是一成不变的，大脑神经从发育到成熟再到萎缩，人体体态的变化有目共睹。两者均是渐渐失去灵活性，增加稳定性。

大脑神经从小到老的过程，也是生长壮老已的变化过程。

小时候，人体由不平衡到平衡的过程，表现为爬、滚、翻身、坐立、直立、蹒跚走路、跑、跳。

成人，则呈现出一个不断去平衡人体稳定性和灵活性的过程。在这个过程中，代偿失代偿；增加稳定性，失去一部分灵活性。

老年人，由于大脑的萎缩，人的平衡能力、代偿能力大大降低，出现不用的情况。这时手术作为一个极端的治疗方法成为目前非常普遍的现象。

从脑瘫（小儿），到疼痛（代偿老化），到偏瘫（脑梗死），有一个定律，就是大脑的清醒程度。

大脑的清醒需要能量，能量的来源在心（循环系统）。人体能量的变化，少儿、年轻时是能量发散期，中年是能量平衡期，老年是能量萎缩期。能量的变化，指导我们的临床治疗。

小时候，大脑发育不足，出现肢体症状，要积极治疗。找到劳损点（产伤、先天不足），及早针刺经络，打通通往大脑的通路，加上肢体功能训练和营养大脑，补足先天营养，越早越好，可将脑瘫恢复或将大脑细胞的损伤降低到最低。

中年，颈椎通路一定要早期梳理（针刀），将上项线、项韧带劳损打破重建。

年纪大一点，气血回缩，就要一方面打通经脉，一方面补足气血，加上尽可能的功能恢复——在外，积极恢复肢体功能；在内，积极调整内脏功能失调。

因此在人体的健康出现问题的时候，需要调整的就是针刀的打破重建以及人体气血的充足和旺盛。

劳损是慢慢形成的，症状是突然发生的。疼痛像发热一样，是一个症状，而不是疾病本身。我们往往治住疼痛的时候，忽略了人体隐藏的定时炸弹——内脏的肿瘤、高血压、糖尿病、强直性脊柱炎、股骨头坏死、自身免疫病等。这些对人体的伤害，怎是一个"疼"字可以概括的？

综上所述，不管是疼症，还是瘫症，还是临床的任何一个病，既要治住症，还要治住病，又要兼顾因，保证人体这个生命长河的长治久安。

针刀很多时候并不是一扎了之，还要兼顾人的先天、后天、气血、能量。在能量充足的情况下，针刀治疗相对容易。在能量的上升期（小儿），治疗结果相对令人满意。在能量的下降期（年纪较老），治疗结果不一。能量储备好的，保养好的，会快一些恢复。平时保养不好的，恢复时间较长。并且还要手法辅助、中药辅助、器械辅助（康复）等。

针刀医学是一门医学，是医学大家庭的新成员，在成长过程中需要不断完善、不断成长。因为医学所面对的是病人，我们既要看好病，也要把人的健康尽可能地保护好，不伤害或将伤害降到最低。

针刀一扎，气一泻，人体进入更深层的稳定性和灵活性的平衡状态之中。虽然我们也治好了病，但是需要知道的是，这是让人的稳定性又加强了。我们上面一直讲打掉稳定性，恢复灵活性。但是，如果扎得不对，思路不对，手法不对，有时又增加了人体的稳定性，进入下一期老龄化的平衡状态呢。

针刀需谨慎，明理再进行。

三十八、雾霾

今天又雾霾了，小学生又放假了。

为什么今年雾霾重？

因为温度高，地不藏精，精气外泄，和天之凉气相交，导致灰蒙蒙、雾蒙蒙，看不清道路，路难行，风也不行，所以刮风也少。因为精气外泄，不是热气上升，与凉气不能云雨，所以雨雪也下不下来，导致现在这种情况。

用老百姓的话说，该冷不冷，哪怕就差了区区一度两度，都不能达到藏精的目的。

怎样在这种天气下保护自己，不受伤害或少受伤害？这是考验我们自己的时候到了。

第一，少去户外活动，就能少吸灰尘。

第二，戴口罩，过滤灰尘。

第三，室内净化，到中午、下午开窗换气。

第四，家里有老人、小孩，更要保证家里的温度、湿度以及空气的流通。

我们从医学的角度来看：

我们怕什么？怕生病，如怕感冒，怕咳嗽，怕伤及肺，对不对？为什么呢？

我们先来讲道理，最后讲预防，好不好？

在五行学说之中，肺属金、脾属土、肾属水，这三者是什么关系呢？土生金，金生水，金在中间，上有父母是脾，下有子女是肾。金的负担本来就重，再加上空气质量差，直接对它造成损伤或伤害，金自顾不暇，上、下均顾不上了。但是，反过来讲，如果脾好，不但能顾住自己，还能帮衬一下作为孩子的肺，岂不减轻了肺的负担？如果肾好，作为妈妈肺来讲，是不是又减轻了负担？好，这肺的功能和抵抗疾病的能力不是大大提高了么？外邪是针对大家的，但是对于内忧外患的肺来讲，欺负你，是因为你的气虚、心虚、抵抗力弱，对不对？

明白了道理，我们再讲怎样去面对：

第一，饮食清淡。特别是平常消化功能不好的人，这时候是非常时期，更要注意，不能伤脾，不能肆意贪食、贪凉。

第二，不要久坐。适当在室内做做八段锦、平板支撑。因为腰为肾之府，腰好，肾才好。

第三，平时身体不好的人，别管病，先把脾胃调好，这是关键。

第四，多喝水，多撒尿。

第五，这个也很关键，就是保证每天1次大便。上面没讲到，这里补充一点：肺和大肠相表里，是"夫妻"关系，肺的毒素，从经络来讲，直送大肠，所以，要想肺清，大肠要通畅无阻！这个极为重要。用中医调理一个阶段，不行的话，直接采取强制手段——通便灵，也是可以的。

第六，脾主肉，肉稍多的人比肉稍少的人抵抗雾霾的能力更强一些！

三十九、打外以解内

前两天我们河南省省立医院十八病区疼痛科收治了一个比较有代表意义的颈椎病病人，我们来一起分析一下。

下面是病人的一些基本情况：

主诉：颈部不适伴头痛2年余，加重4天。

现病史：2年前病人出现颈部不适伴头痛，无头晕。头痛时手按后颈部或口服"感冒药"可缓解，其间颈部不适伴头痛症状呈进行性加重。4天前受寒后症状再次出现并出现颈部活动受限，遂至当地卫生院治疗，自感效果欠佳。为求进一步治疗遂来我院，门诊结合病史并查体后以"颈椎病"收入我科。

自发病来，病人神志清，精神可，二便调。

专科查体：颈背部肌肉僵硬不可活动。$C_{2\sim6}$、T_1、T_2、T_3、T_5棘突压痛，双侧头夹肌、双侧乳突、双侧胸锁乳突肌、双侧颈夹肌压痛（+），叩压顶试验（+），椎间孔挤压试验及旋颈试验因疼痛剧烈未查，双上肢腱反射正常，双上肢深浅感觉、肌容积、肌张力、肌力均正常；双下肢无异常，双侧霍夫曼征（-）。腰背肌板滞，腰椎活动受限，$L_{4\sim5}$、$L_5\sim S_1$棘突处压痛，叩击痛（+），并向左下肢放射，左坐骨神经点压痛（-），股神经牵拉试验（-），左下肢直腿抬高试验30°（+），加强实验阳性（++）。仰卧挺腹试验（-）。"4"字试验：右（-），左（-）。膝腱反射及跟腱反射无异常。巴氏征（-）。

诊疗思路如下：

动态平衡失调导致力平衡失调，长筋变短、短筋变粗使颈椎的动态平衡失代偿致使力平衡代偿，而力平衡的失代偿导致稳定性增加，稳定性增加导致灵活性降低。

为什么病人颈椎不能动？因为颈部稳定性增加，灵活性降低。病人活动颈椎时局部的拉力、应力产生的拉应力致使其不能活动。局部的牵涉痛使病人不敢、也不能活动颈椎，因为里面太稳定了。而我们的治疗刚好用我们中医针刀的理论：上项线管旋转，项韧带管长短；颈椎的侧位片显示前纵韧带有钙化，说明颈椎的前面长期处于高应力的状态，存在一个慢性的、隐匿性的、累积性的损伤，导致前纵韧带粘连、挛缩、堵塞、结疤（劳损、硬化、钙化的过程）。

通过现病史和影像我们发现，病人自行按摩两年来把维持动态平衡的诸多因素改变了，而围绕椎体的力平衡就发生了改变。那么我们的治疗重心是力平衡还是动态平衡呢？如果我们强制性地改变了力平衡而忽略了动态平衡的话，即时效果会很好，病人会产生一个新的代偿。但是人体为了维护脊柱的稳定性，必定会加强相关肌肉肌腱的稳定性，产生新的异常的拉力和应力，造成局部的拉应力增高而产生骨质增生，从而产生一个新的失代偿。但如果我们针对病因调整它的动态平衡的话，我们的治疗也很简单，就是"上项线管旋转，项韧带管长短"，我们中医针刀的治疗点就是在风府、风池、C_3、C_5、C_7给予针刀松解颈部软组织的粘连、挛缩、堵塞、结疤，打掉稳定性，增加灵活性。打掉现有的一点点的稳定性，增加一点点的灵活性，使其很快重新建立一个适合自己的稳定性和灵活性，达到一个新的相对动态平衡。

治疗结果：病人头部的转动和低头仰头当时就灵活了。

这个思路和结果，验证了多年来扎得浅、治得深的临床实践的正确性！中医针刀一直秉承这个理念运用于临床实践。不管遇到多少波折，多少误解，多少困难，我们中医针刀人一路前行。今天，在河南省省立医院，再次验证了中医针刀的神奇。以此为契机，我们还会一如既往地秉持打造快乐针刀人的理念，并且在理论研究方面做实做牢，使这种理念和技术得到更广泛的传播，惠及大众！

四十、颈椎间盘突出会压迫神经吗

腰椎间盘突出压迫坐骨神经，腰不疼腿疼。经过一二十年医患的共同努力，这个问题，现在已基本上不再是问题了。

现阶段，又浮现出了许多意想不到的问题，比如，遗留坐骨神经疼的问题、五十肩、网球肘等，以前都归疼痛科治疗，如打封闭治疗。但是现在发现，局部治疗解决问题很慢，搞得医生和病人心乱如麻，最后不知如何下手。

《针刀辨因论治》一书，用大量的篇幅介绍人体的整体观——四肢找中间，中间找颈椎，颈椎找中枢。就是想要告诉大家，人体任何局部的病变，都与中间的脊柱代偿有关，与颈椎的代偿有关，与大脑的代偿有关。

我们还是用实例来介绍吧：

腰椎压迫神经——颈椎压迫神经——大脑一侧半球停止发电——一侧肢体瘫痪，这基本上反映了人体老化的过程和临床以疾病的形式表现的规律。那么如果知道腰椎间盘突出压迫神经，第二步就要知道颈椎间盘突出压迫神经的问题了。颈椎间盘突出，以前讲过，颈椎椎管远远大于腰椎椎管，所以颈椎的代偿能力比较强。临床腰突症病人出现压迫神经症状较早，而颈椎压迫神经出现症状较晚。到50岁左右，颈椎压迫神经的主要症状就是"五十肩"。这个问题同腰椎压迫坐骨神经极其相似，就像早期治疗腰椎间盘突出走过许多弯路一样，今后很长一段时间，"五十肩"，也将会经过一系列的治疗，最后才能出台一个相对比较完善的治疗规划，从而解决问题。

昨天在河南省省立医院接诊一位病人，左侧肩臂疼痛难忍，已经三天三夜不能寐，检查颈椎管狭窄（比颈椎间盘突出更严重的影像），确诊颈椎病，压迫臂丛神经，建议病人住院治疗，采用中医针刀加龙氏正骨，但是病人依然不信，要回去考虑考虑。

今天在诊所坐诊(笔者一周2天在医院，3天在诊所)就碰到一例跟昨天病人患同样疾病的病人，这个病人也是左肩疼痛，不能俯卧。他本来在老家要拍个颈椎磁共振的，因为爬不到位而作罢，只拍了个左肩关节，影像显示未见异常。病人从外地来，只有先治疗，再回原地拍片子。下面是治疗思路和方法：

某男，59岁。

主诉：左肩周疼痛20多天。

现病史：左侧肩周疼，活动受限，肩周痛牵涉到肘关节外侧，疼痛难忍，白天轻，晚上重，痛得厉害时通过喝酒麻痹自己，不能平躺，肩关节做X线片未见异常，到医院拍颈椎磁共振因疼痛厉害不能配合检查。在当地做1次针刀治疗，有效。但病人急于解除症状而来诊。

查体：颈椎生理曲度变直，仰头困难，扭头不灵活，血压117/80mmHg。

既往史：体健，痛苦面容，二便正常。无慢性疾病，有抽烟、喝酒习惯。

职业：厨师。长时间低头。

针刀治疗：颈椎右侧头夹肌，颈夹肌，双侧肩胛骨内上角，左侧中斜角肌。治疗后病人症状缓解，平躺、俯卧疼痛减轻，上举无不适。

配合中药：独活3g，肉桂3g，香附3g，佩兰3g，蒲公英3g，葛根3g。7剂，水煎服，每日1剂，分2次服用。

按语：笔者考虑该病人颈椎间盘突出压迫臂丛神经，力平衡失调，失代偿导致动态平衡失调而出现制动、神经不能正常活动，出现疼痛（其致病机制依然同腰椎压迫神经，是神经根活动范围出现问题，是神经根粘连，不是压迫）。颈椎的稳定性增强，灵活性降低。针刀从动态平衡入手，调动力平衡。

关健一针是左侧第五颈椎横突前结节，针刀刺到骨面，感觉病人明显身体放松了。刀不离骨面，松解几下出针，病人出治疗室，活动肩关节，活动颈椎，明显感到轻松。

四十一、帕金森病

帕金森病的来历：1817年英国一名叫帕金森的医生首先描述了此病，所以此病命名为帕金森病，至今200年。

主要症状：颤抖、四肢僵硬或肌肉挛缩、动作迟缓、缺乏平衡感等。

危害：到后期严重影响生活，吞咽障碍，最后常死于肺部感染。

一般认识：神经病，基本上是中枢脑神经出现问题。

诊断：结合症状加上一系列临床生化检查和功能检查以及脑部成像检查等。

目前的认识：原因是脑内多巴胺含量减少，无特效治疗方法。

下面我们谈谈中医针刀辨因论治对此病的看法。

人都是要老的，但是老也有老的尊严。临床上我们看到许多这样的病例，治疗起来相当棘手和麻烦。病人本人很痛苦，家人也痛苦，医生也很无奈。

我们知道，生命的早期大脑在发育，生命的末期大脑在萎缩及衰败。某些小孩子在生命的开始，常常伴随着大脑和身体发育的不同步，成为所谓的脑瘫患儿。但是由于现代针灸的介入以及促进脑细胞、神经发育的药物的帮助以及康复科的兴起，这类小孩子能够得到很好的帮助和治疗，临床治疗结果还是令人满意的。人到50岁以后，都有不同程度的脑萎缩，大脑功能开始退化，这时也会有退化不平衡的问题。有的是患脑梗死，有的是患脑缺血，有的是患脑出血，也有的是患脑痴呆（阿尔兹海默症）等。老年人，在大脑开始退缩的时候，在不同的位置的病变，将会引起相应的临床症状。而这些症状有轻有重，或二次复发，或渐进性加重，着实令病人和医者深感头疼。

我们中医也有很多对这种病的描述，但是，最后还是以大脑的衰亡而失去生命。但不论是病人还是医者，当真正去面对大脑的衰败的时候，是多么地不甘心啊？！

但也有老年人，直至生命的结束，也没有很大的痛苦。那么，我们能不能想想办法，让我们的病人，和未来的我们，也能安然地度过生命的最后一段旅程？

能否像小儿脑瘫一样，通过医疗的介入，使我们的病人能够有一个很好的治疗结果？这个结果，小儿跟老人有所不同，小孩子是完全没有症状，恢复健康。老年人则还是有症状，但是能够比较有尊严地度过余生。

笔者在医生职业生涯里，也治过这种类型的病人。通过中医针刀和中药的调理以及康复练习，渐渐恢复了一些功能，获得了临床的疗效。那么，从我们这个角度是怎么认识它的呢？

对于震颤，中医学认为，"诸风掉眩，皆属于肝"；肝开窍于目，肝主筋，其华在爪；肝主风，肝主疏泄，肝藏血。

肝气的调理是我们一生的工作，肝象木，喜条达，像树一样，一枝一叉都是纹路清晰、向上见长的。我们有一句话叫"肝火旺"，是太过了；还有一句话叫"肝气郁结"，是不及了。太过、不及都有损肝气。中医就会开一些疏理肝气的中药进行太过和不及的调理。脾气随和的人，中风的概率是比较小的。因为中医讲的"中风"，指的就是主风的肝脏出现异常亢奋，风干扰了神而出现的症状——语言不利、口面歪斜、半身不遂。因此，肝脏和大脑的关系是古代认识和现代认识的统一。西医讲的是结果，中医讲的是过程。

今天在河南省省立医院看了一个小孩，一岁两个月，该小孩才学走路的时候，没发现行走时右脚往外撇，直到最近这个现象才引起重视。这也是一个大脑发育和肢体平衡的一个不同步，会走而大脑支配功能还没有跟上。这个问题我们用中医针刀加康复是完全可以解决的。因为小儿为纯阳之体，正在发育，还是个"小树苗"，扶扶带带就能随着时间的增长而恢复正常。笔者告诉家长，这个一定要早发现、早期介入医疗康复才是最好的。但是该家长说，村里好几个孩子都是走路内八字，家长不管还不是长大了？！然而，作为医者，笔者告诉家长，一旦早期形成了关节的异形对位，后期走路不平衡，或者是形成脊柱侧弯，纠正起来就会比早期纠正麻烦得多。家长说考虑一下。

引起大脑不平衡，呈现出的一系列脑部的病变，从内来讲，是肝的问题，脾气随和是维护肝脏的平衡的一个重要因素。肝主筋，对于针刀医学来讲，将劳损的粗筋变细、短筋变长是可以做到的。而且，通神（大脑）之路的开关就在颈椎。打通颈椎一线的经脉，让大脑供血分布得更均匀，不让一个地方过早衰退死亡，是中医针刀对帕金森病治疗的关键点。

大脑、中脑、小脑、脑干、锥体系、锥体外系等这一系列的疾病就是不平衡、退化才导致的人体的痛苦。我们可以通过加强脑部的总供血来调整某个局部缺血的问题，通过功能练习来增强筋的功能，通过心理的疏导来改善肝气的太过和不及，这是一个多学科共同协作的康复内容。还是那句老话：病来如山倒，病去如抽丝。

话又说回来，我们不是老讲：未病先治。

对！

这就回到了我们的主题，不管是帕金森病，还是阿尔茨海默病，还是脑部疾患（包括肿瘤），先把颈椎梳理好，动态平衡调好，经脉在里面穿行无阻，和我们全身的外在的运动和感觉，以及内脏的运动和感觉同进退，那么我们每个人从生到死这个过程就显得不那么可怕了，是不是呢？对不对呢？

从早期一侧肢体的疼痛，到不当的治疗，导致身体一侧的偏沉，导致颈椎一侧的不断应力增生一直到卡死，脑部供血丧失，导致偏瘫。如果两侧的神经代偿完成，中间神经继续损伤出现帕金森病，其中原因是相同的，结果不一样。

想与不想，它都在那里，时刻瞄着你，随时在你人生的后期给你一个沉重的打击！

怎样打开这个人体生命的死结，通过以上论述，或许会对你有所帮助，毕竟，我们都想要有尊严地活着。

耳边再次响起那句话：颈椎是生命中的生命，脑干是中枢中的中枢。

四十二、糖尿病的治疗

糖尿病，顾名思义，血糖高，尿糖，是人体代谢出现了问题。

脏器，在胰腺，胰岛素分泌不足。

中医对糖尿病的认识：称为消渴，临床症状为"三多一少"。

中医临床分型：上消、中消、下消，是指肺阴虚、肝胃阴虚、肾阴虚出现临床相应症状；基本病机是阴阳不调，阴虚阳亢，最后直指肾精亏虚。

临床治疗：尚无确切的治疗方案以根除此病。

从中医角度来看，精亏是主要原因，治疗养精蓄锐是根本。而这时候基本上都是处于人生壮年，各种各样负担也是人生中最重的时候，伤精，成为一个不可避免的生活习惯。此时，尽管中医的辨证正确、治疗正确，但因为不容易改变每位病人的生活习惯，因此，最后基本上是以失败告终的。

中医针刀认为，此病在人生长河中，只是一个"用"和"体"出现了不平衡；一方面用（需要强大的功能）大，一方面，体的功能代偿出现了问题（人体机器已经代偿到极限，再超负荷运转必定消精散神），虽然临床表现出或脖子响、腰疼、腿疼等，在内，因为没有痛觉神经，或痛觉神经超级不敏感，表现为内脏功能失调（内脏之间的代偿），即临床所谓的内科病或内分泌失调等。试想，内脏出现超负荷，比如肚子大了起来（啤酒肚）、脖子开始堆肉等，其中表现之一就是人体对胰岛素不敏感，血里面糖分增加（人体吸收糖分的功能下降），尿里面有糖（尿糖）。现在分析，很可能是微循环障碍，许多耗糖的细胞不能够吸收糖（能量降低成为恶性循环）。从上面的分析得出什么结论呢？血糖高或尿糖，是因人体吸收障碍，微循环障碍而导致。再往里面深究，是人体灵活性降低，稳定性增加，好多经络堵塞，导致血糖相对增高，误诊为糖尿病！

我们再来分析一下糖尿病的后果：一是坏眼，一是坏肾，一是坏足。

反过来讲，恰好证明这三个地方缺乏营养（糖），是因为这三个地方微循环障碍，吸收营养的能力降低。

我们再继续分析：如果恰在这时，针刀治疗这三个地方，打通这三个地方的微循环，使这三个地方的缺血大为改善，结果会是什么呢？

一箭双雕！

第一，保证这三个地方的正常营养，不会成为糖尿病的并发症，变被动降糖为主动吸收营养降糖，先安未受邪之地。

第二，由于好多缺糖细胞开始吸收糖分（能量），大血管里面的糖分随之而降，血糖、尿糖指标降低直至恢复正常。

这是一个合情合理的认识。如果我们把糖尿当成像疼痛一样的症状，找到原因去治疗的话，这个病能够像腰椎间盘突出一样被彻底驯服，那真是我们现代医学对人类奉献的一个大大的礼物了！

针刀治疗如下：

第一，取颈椎（通眼）。

第二，取腰椎（通肾）。

第三，取小腿三阴交、丰隆（通脚）。

具体到临床，则为知犯何逆，随证治之。

四十三、如何保养身体

如何保养身体？这个话题不好讲，我们看看常见的养生方法：

修身养性、吃素、健身、吃保健品、喝药酒、吃中药、做保健等。

以上看着就像是健康的生活方式，对不对？然而似乎还经常达不到自己想要的结果。

针刀辨因论治指出了另外一条保养身体之路。

从以往的观点，我们知道了，人体这部机器是从壮到衰老的方式慢慢退行。因此，保养这部机器在每一个阶段也是不同的。

我们都知道泡茶，从无味，到清淡，再到味浓，再到无味这个过程。

汽车也是一样，从新车的磨合，到顺利通畅，再到出问题，到报废，也就是十几年的光景，这个我们经常看到。

我们从人身体和心理两方面来解释这个问题：

人体下坡上坡的时候，尽量不要太多地给予人为干预。

人体从上坡走向下坡的时候，基本上是在40～50岁这个年龄段。就像大海的涨潮和退潮，退潮的时候，水落石出，很多疾病显示出来，使人奔走在医院、保健房、户外，或者听说什么东西好，就去买来用等。中医针刀怎么看待这种情况呢？当然意识到问题是个进步。然而解决问题的方法，我们可以换个角度去看看。这时候，身体基本上完成代偿，身体的某些部位处在代偿和失代偿之间。最常见的是心脑这一块，脑梗死、心肌梗死都是我们相当害怕的疾病。但是，如果再进一步思考一下，心脑之间的联系是谁呢？对！是颈椎。这时候，颈椎其实也到了代偿的高峰期。经过岁月的磨练，颈椎增生（像手上磨的茧子、生锈的水管、用得时间长的门轴等）。虽然颈椎不是很好用，但还是能用。这时的临床表现，好多不是颈椎部的疼痛，而是胸闷、头晕，或是高血压、高血糖、高血脂这些三高症状等，而这正是我们以前不了解的地方。光知道心脑血管病、癌症多了，但是找来找去找不到根本原因，或者说找不到点上。

我们说了，想不想，它都在那里，我们大都视而不见、听而不闻。

中医针刀的强项，是对于我们人体的劳损进行松解和剥离，使短筋变长、粗筋变细，使气流正常。

中医针刀的强项，是打通任督二脉，把人体进行代偿的能量解放出来，恢复人的精气神。

针刀医学"破体致用""未病先治"，是人体能够保养的先期条件，是根基。

人体有的地方应该软，不能硬，有的地方应该硬，不能软。随着人体走下坡路，该硬不硬、该软不软。软的吃了硬的（钙）变硬变稳定，硬的失去硬的物质（钙）变软化（疏松）。要解决这个问题，不容易。但若采用针刀松解颈椎软组织，在临床上确实是卓有成效的。

吃什么药都是"要饭吃"，而自身软硬之间的转化，既能使人保持年轻，又能保持健康，还不用看别人眼色，笔者觉得这才是保养自己身体的关键之处，你说呢？

对于心理的健康保健，我们会在以后与大家一起探讨。

四十四、椎间盘突出不同症状及预后分析

我们经常见到有人说：我啥都不突出，就椎间盘突出。

我们还经常看到，有的人治疗好得快，有的人治疗反反复复不得治愈。

这到底是个啥病？

我们人体的脊柱是由26个椎骨串联而成，每相邻两个椎骨之间存在椎间盘。椎间盘是软组织，起承上启下的作用，医学上叫支持、缓冲、保护的作用。随着岁月的磨练，椎间盘受到的伤害会越来越大。从影像上来看，由饱满、圆润，渐渐变成扁平和发黑。如果在这个期间，用力过大，过久或用力不均匀，就会把椎间盘里面最薄弱的髓核推向椎管。再加上纤维环破裂，致使椎管里面的脊髓神经活动空间变小而出现临床症状。

这里有一个细节：如果椎间盘是随着时间老化，平均地老化、退行，临床是不会出现症状的，如果是不平均、不平衡地退行，出现临床症状的概率就比较高。

具体是什么情况呢？往往人有临床症状——疼痛的时候，不是忍痛工作，就是先找到能够舒服地解决问题的方法，比如不恰当的按摩，暂时缓解症状而使疾病向更深的层次转入。临床虽然一时症状消失，但为下一次更严重的症状出现埋下了祸根。

椎间盘突出，我们在前面分析了是串联的脊柱连接出现了问题，稳定性增加，代偿增生，灵活性达不到而出现临床腰疼或腿疼的症状。

针刀治疗要打掉稳定性和恢复灵活性以解除临床症状。

那么，为什么有的好得快，有的治疗期比较长呢？

这个从影像学可以观察：临床分三个阶段，膨出、突出、脱出。后期还分两个突出—三个突出—多个突出—椎管狭窄。

在临床上，由于病人的影像表现不同，治疗就会有不同的治疗周期。比如，一个突出好治，两个突出就难一些，椎管狭窄就更难了等。

还有一个跟治疗周期有关的因素，就是病人的灵活性。一个是脊柱整体的灵活性，一个是突出局部的灵活性。这个灵活性较强的病人，恢复就比较快。反之，恢复较差，或者恢复较慢。

我们现在经常看到病人疼痛难忍，椎间盘突出，呈被动姿态。我们就从局部和整条脊柱的灵活性入手（针刀医学叫动态平衡），就是抓住了椎间盘突出的核心，予以铲除。在这个过程中，病人要改变心态（对椎间盘突出的轻视或害怕），改变平时的不良习惯，树立信心，配合医者完成动态平衡和力平衡之间的协调或和谐。

因此，我们对椎间盘的认识，一个是不平衡（局部与整体，动态平衡和力平衡），一个是灵活性和稳定性（灵活性起决定作用）。不是椎间盘突出有多厉害，随着岁月的消磨，椎间盘退化和骨质增生是不可避免的。但是，如果人体灵活性强大，恢复就快，灵活性不强大，恢复就慢。若真的度不过去，万不得已，手术去掉椎间盘。

至此，如果你对椎间盘突出不再有什么纠结了，心态阳光地面对一切，我们医者的目的就达到了！

新的一年就要来临，祝大家开心快乐！

四十五、脑梗死与颈椎病

这个话题怎么就说不完呢？

因为现在这种事情太多了。

昨天在河南省省立医院坐诊，接到神经内科病区会诊单。一个52岁的男性病人，因为脑梗死住院1周，右臂疼痛、瘫痪，言语不利，双下肢活动不利。

内科医生也很郁闷，说是脑梗死吧，一侧偏瘫，但怎么会双下肢都不能走路呢？右侧上肢瘫痪，但怎么是疼痛难忍呢？

于是下单请我们疼痛科会诊。

查了右侧肩关节，影像并无异常。查体，双下肢肌力差，右肩不能动，动则疼。

询问病史：病人右肩疼痛1年，在当地以肩周炎治疗，未见明显效果。10天前突发语言不利，来河南省省立医院就诊，查CT，影像诊断脑梗死新鲜灶，压迫右侧肢体，给予输液治疗。然而右肩疼痛厉害，遂请会诊。

会诊建议：查颈椎CT，下午看结果，针刀治疗。

病人颈椎CT结果出来，报告诊断为脊髓型颈椎病。上文我们说了颈椎间盘突出，一个、两个、三个，再就是椎管狭窄了，脊髓受压了，神经电流变小了，一侧肢体或双下肢感觉运动障碍了。

下午，病人从内科病房来到疼痛科针刀治疗室，因为病人不能俯卧，就坐在轮椅上治疗。

治疗点：针刀上项线、项韧带松解几针。

结果：病人激动地痛哭流涕，嘴里不停地说"就是那个地方""扎得得劲""好好"等一些感激的话。

分析：颈椎在下坡期，许多症状表现出来。我们常说的"五十肩"，是一个颈椎间盘突出压迫臂丛神经的一个症状。但是，现在几乎没有一个"破体致用"的正确方法来使疾病彻底转化，使人恢复健康（从症状上和减轻椎间盘压力上都能得到扭转的正确、简单的治疗方案），导致椎间盘越来越坏，颈椎稳定性越来越大，椎间隙周围通过神经和血管的能力变得越来越弱。以这个病人为例，由于颈椎血管的灵活性变低，通往大脑的血液受阻，最后导致脑缺血甚至脑梗死，引起临床症状。也就是说，病人目前是两个病，一个是颈椎间盘突出压迫臂丛神经，引起肩痛，一个是脑梗死压迫至右侧肢体瘫痪。也就是说，大脑没有完全梗死，颈椎臂丛神经受压引起又瘫又疼的临床"怪现象"。

反思：对颈椎病的治疗，十几年来在临床上也是曲曲折折，从医生到病人都没有一个比较完整的看法和思路。我们反反复复地得病，反反复复地求诊就医。从上文所述，希望大家一点一点对这个问题认识得更清楚明白，医生能更加透彻地了解这个病的实质，为以后我们的健康打下坚实的基础。

四十六、胳膊伸不直与膝盖弯不了

今天门诊来了爷俩，父亲64岁，左膝膝关节不会弯曲。儿子31岁，右臂伸不直1年。虽说这两个病比较典型，临床常见，但是这两个病在同一时间同见同治，还是比较难遇的。

笔者在临床过程中，慢慢知道了胳膊伸不直、腿不会弯曲的发病原因以及针刀治疗思路。

先说这两个病人的治疗经过：

父亲走路两条腿像直棍，不会弯曲，左膝重，走的时候需要扶墙。

针刀治疗：先在腰椎上面扎几针，症状好像减轻一点了。再反过身来，膝关节内膝眼处病人说疼，没敢在疼的部位扎针，先在风市穴处扎了两下，让病人下来走走看看。病人蹲蹲站站走走，竟然明显减轻了，但还是不能弯曲。就让病人俯卧位，在左腘窝内侧松解一针，然后让病人做跟臀动作，又有大的改善，治疗结束。

随后儿子进治疗室。儿子是开大货车的，长年搬运拉货。1年前，病人好像闪了一下，胳膊就伸不直了，一开始不在意，后来一直不好，就去医院治疗。听病人说曾采用牵拉、按压等治疗，未见一点效果。病人这次带父亲来看腿，顺便问问笔者这里的治疗方法。查体，病人颈肩背部由于长期劳动，劳损较重。笔者告诉病人，胳膊伸不直是颈椎病导致，治疗颈椎即可治愈，遂在颈椎部做了1次针刀治疗，病人马上感到轻松，胳膊比原来能伸直一些了。

针刀治疗疾病的过程，不但局部要修理，而且整体也要调整，内在气血也要调整，所以治病不求一蹴而就。"急则治其标，缓则治其本"，见效后，就要缓图，以除其病根。相信，通过几次治疗，病人就能痊愈了。

我们只是讨论一下这两个临床常见的现象，为什么胳膊伸不直？腿不能屈（弯）？

首先从局部解剖来看，肱二头肌常用，用则劳损，劳损就是稳定性增强。也就是说当伸直胳膊，肱二头肌需要伸展的时候，由于长筋变短，小筋变粗，而变成了伸不直的临床现象。大腿前面的股四头肌非常强壮，容易劳损，长筋变短，小筋变粗，等需要屈曲的时候，股四头肌因为已经劳损，不能拉长而导致屈曲这个动作不能完成或完成不到位。需要说明的一点是，强壮是个好事，但是前后的肌群应该和谐平衡。早期我们人体代偿能力强，肌肉力量大，粗壮有力。随着年龄的增加，慢慢退化，力量也慢慢退化。如果不练习肱二头肌、股四头肌这些大肌肉，就会导致这两块大肌肉稳定性增加、灵活性降低，出现胳膊伸不直、腿不能弯曲的现象。

再做进一步分析，早期颈椎的代偿，臂丛神经的传导不力，也会导致胳膊的动态平衡失调，从而出现临床症状。腰椎的代偿，电生理线路异常，导致下肢动态平衡失调，力平衡代偿，出现腿部的屈曲出现问题。

因此，透过临床这些现象，或者说是临床病态，早期因为不疼，往往被人忽略。但是从以上分析，颈椎、腰椎已经出现了较重的代偿了，必须早期进行针刀的松解和剥离，打掉稳定性，恢复灵活性，这才是对这两种情况的正确认识和医疗干预，而不是生拉硬拽，强迫其屈曲和伸直！

四十七、Face and facial

时间过得真快，想到2016年的大年三十，今天就快鸡叫了！围坐在家庭聚会的饭桌旁，都有说不完的话吧。

我们的订阅号也从猴年年尾走向了鸡年年头。在新的一年里，我们会一直陪伴在你的左右，将我们对身体的认识一步步地介绍给大家。哪怕对你有那么一点用，我们也会感到欣慰。

首先恭祝大家新春愉快，万事顺意！

我们今天的话题就是上面的题目。为什么用英文呢？这个大家猜一猜吧。

第一个词face是"脸"，第二个词facial是"美容"。这次谈谈我们对这两个词是怎么看的。

脸，也叫面，中医里面的"望诊"，主要就是看面色、表情、五官、颜色以及所散发出来的光泽。我们爱护我们的脸，为了让它表现得更加美好，我们就有"化妆""美容""美颜"等，最后干脆来个"整容"。我们对脸这么狠，是因为我们爱它那么切。因此重要性大家都清楚明白，不再啰嗦，关键是我们应该怎么去看它和维护它，这就牵涉到我们今天所说的话题了。

眼睛是心灵的窗户。一双大眼睛，明亮、透彻、晶莹、闪烁，人见人爱，恐怕怎么修、怎么画都不能掩盖住它的"神态"。从这个简单的知识开始，我们就知道了，面上所有的东西，都是内里的动能在外部的表现。脸也是一样，其"神气"是从内向外散发的。

我们临床常见的面上问题有两种，一个是面痘，一个是面斑。然而其出现的缘由是一样的。

其原因，一个是道路不通或瘀阻，一个是内脏出现了问题。

我们首先谈第一个原因：面神经是颅内脑干发出的（十二对颅神经之一），从发出到面部经历了中枢—颅内—颅外—周围—分布于面部，出颅口是茎乳孔（体表定位：乳突和下颌角连线的中点），如果这条神经的任何一个地方出现问题，都会造成面部的表现。所以说face，是神（中枢神经）的表现部位。那么，脸上出痘也好，瘀斑也好，如果说是神的问题，大家都不要感到奇怪。这是医学问题，是对face正确的理解。因为神经通，血管就不会堵。血液循环好，面部就不会起痘或起斑。

再谈第二个原因，内脏功能异常。一个是实证。年轻人起痘，是生长旺盛，新陈代谢快，产生垃圾多，身体排泄不及，血液总是保持在浑浊的状态，而导致脸上起痘。一个是虚证。年龄大了，特别是生完孩子，伤了精气，神不够，而出现"斑"。

抓住面神经、内部脏腑的调理，是解决面部问题的大的法则。认识到这个，是一个非常大的思想上的进步。面神经是脑干中枢发出来的神经，椎动脉是供应脑干血液的主要血管。椎动脉在寰枕部最容易被压迫、硬化，从而导致供血不足，导致面神经根不好，出现面部的随之而来的各种各样的问题。还有一对颈外动脉也在面部循行。由于我们长期的低头学习和工作，也会导致面部神经血管循环出现问题，从而出现痘（静脉瘀堵），或是斑（血供上不来）。

现在临床上的关键在于，有的人好治，有的人治疗起来时间稍长，怎么解决这个问题呢？

笔者认为，首先应该正视这个问题，不要逃避，不要仅仅去"facial"，"facial"解决不了根本问题。如果不从内脏调理，弄不好，反而会使心情越来越差。

从医学上来讲，肝血肾精先天较足的，脾健胃强，临床上恢复得都比较快。反之，恢复较慢。

怎么注意呢？第一，要保持正确的姿势；第二，要养成良好的习惯。其内容包括：走路抬头挺胸，不要趴在桌子上学习和休息，不要一个姿势太长，早睡早起，素食，不要用刺激性太强的化妆品，不要为了美而美，注意大便的通畅，注意内分泌的调理（不要为了通畅而通畅、为了调理而调理）。如果有这方面的问题，积极配合医生。急则治其标，缓则治其本。

还补充一点，如果用化妆品不当或是用药不当导致面部神经过敏的，起皮疹、湿疹之类的，一样要经过以上的调理才能达到最终的结果，靠一种方法去解决是非常幼稚的想法。

最关键的是什么呢？打个比方，如果我们的脖子非常灵活，那么面神经灵活性也大，活动自如，面部血液循环好，自我调理能力强大，即使吃什么东西上火，也是一时的代谢不及，休息一下，吃吃素食就会自动消除。如果是面斑，注意保持肾精和脑干中枢神经的联系，沟通交流不出现障碍，面斑也会渐渐褪去的。如果是女生月经不调，有长期低头的习惯，或是心理负担重，要积极调理内分泌。即使以前用过什么东西在脸上，使面神经敏感了，也不要过度担心，扎扎颈椎，调理调理内脏，改变不良习惯，去除内心的恐惧，一样会好的，只是时间稍长而已。

面子工程，是人体最大的工程了，大家都很重视。但是笔者也知道有些人是迷惑的，于是就写了以上文字。

马上2017年的钟声就要响起，恭祝大家2017年倍儿有面子！

四十八、精气神

鸡年吉祥！

随着春的脚步越来越近，我们迎来了2017年，祝福大家在新的一年，收获满满，身体棒棒！

我们怎么判断自己的身体状况呢？

第一，要什么都能吃，吃什么都能消化。

第二，要能睡，白天干活，晚上睡。

第三，有精神。

前两个大家都懂，第三个可能有点笼统，这就是我们今天谈的话题：精、气、神。

我们说"精"，一般是指"肾精"。中医基础理论认为，肾藏精，主生长发育、生殖，司二便，是先天之本（根），肾主骨，生髓（我们常说精髓），五味主咸，五色主黑，开窍于耳，其华在发。肾还主"纳气"，纳气很重要，老死的时候光出气不吸气，是肾精耗完了。记得多年前，有位老中医以"六味地黄汤"为底方，治疗所有的慢性病，这是钱乙治疗小儿病的一种方法。六味地黄汤沿用到现在成为补肾第一方了。还有大家都知道的"补钙""腰好，腿脚好"的广告词，红遍大江南北。虽说有点片面，但是其火的程度，说明肾精的重要性。肾是禀赋于父母之"洪荒之力"，来源于父母之"神"。

我们来说说"神"，中医对神的描述并不是很多。现代医学认为，大脑是神之源。也就是说，人在母体里的头3个月，主要是大脑在发育。大脑和脊髓连起来，像一个蝌蚪，头大身子细长，这也是我们人的中枢神经。若在早期发育不全，就叫"脑瘫"，人老了会发生"老年性脑退化"。

人活一口气。我们再来谈"气"。气在中医基础理论分为中气、元气、宗气，当然还有各个脏器的气，比如心气、肺气、脾气、肝气、肾气等。这里主要谈"中气"，也就是我们中焦的气化功能。"运枢机""气化"是对人体中焦功能的概括，中焦非常重要。另外，还有我们人体内部还有"养""藏""秘""转""输"等，但脾为后天之本，在人的一生里，最重要的是脾气。我们经常会想吃东西，对不对？这就是脾气的作用。在中医基础理论里，脾主运化，脾主统血，脾主肉，这个脏器喜燥恶湿。我们经常说不消化，肚子胀，就是"脾湿"，脾不高兴了，发脾气了。有一句话讲得最好，"饮入于胃，游溢精气，上输于脾，脾气散精，上归于肺"，就是对"脾"的运化功能最好的概括。

我们怎么保养"精气神"呢？

第一，腰为肾之府，保护好腰，给肾一个好的舒适的环境。

第二，颈椎是心脑的枢纽，这个地方保持好，就是对神的最好的养护了。

第三，好脾气，万物一等，随遇而安，就是对"气"最好的保养了。

四十九、针刀和针灸的区别

针灸是老祖宗的东西，在历史的长河中，不断地演变成现在这个样子了。记得在大学实习的时候，笔者和针灸骨伤系的同学一起在医院里看一个膝关节痛的病人，当时我们面面相觑，觉得蛮尴尬的——学医那么久，看个病人竟然显示出无能为力的事实。这件事给笔者触动很大，留下了深刻的记忆。笔者是在中医系学习，当时中医学院就只有针灸骨伤系和中医系这两个医学系了。可见，中医在教学中存在一些重要的纰漏。

直到现在，手术置换膝关节已然成了临床上一个冠冕堂皇的治疗手段了。

40多年前，朱汉章教授将针具改革，把针的前端打造成一个刀形，以针的名义进入人体，行刀的治疗作用，将针灸和手术完美地融合，在临床上应用于膝关节的骨质增生，取得了很好的临床疗效，并获得"国家科学技术进步二等奖"。后来经国家级认定，小针刀疗法形成了一门学科——针刀医学。

如今，针刀医学开始渐渐走进大学课堂和三甲医院。

回到开始的问题。我们打个简单的比方，一块布，在上面扎眼，这是针灸。在上面割口，这是针刀。

针刀，不仔细看，还是针灸的样子，仔细看，前端不是尖，而是个平的。在临床上大部分是不到1mm的刀口。即使做过十几次的治疗，皮肤照样不会留下任何痕迹，所以，针刀又叫闭合性手术。

针刀最大的不同是理论上的创新。针刀医学对人体生命科学的认识，集中、西医之大成，已然站在现代医学的最前端。

最简单的就是上面举的例子了，膝关节炎、骨质增生，直到今天，令多少中西医困惑？多少人对自己的膝关节不知道怎么保护？你不知道这个，就和不知道针灸和针刀的区别是一样的。

医学发展到今天，处于互联网的时代，世界的最新动向，转眼就到达了自己的眼前。西医发展，中医发展，针刀医学这门年轻的医学更是日新月异。十几年前朱汉章教授在生命最后的日子里，还在不停地探索针刀治疗的广度和深度。他是把一生都献给了人体生命医学的科学家和医学家。

当针灸和手术都不能有效地治疗膝关节炎、骨质增生，或是膝关节畸形的时候，针刀医学应运而生。它既能局部去除应力性疼痛，又能有效地调节头、颈、躯干、四肢、骨盆之间的生物力线（曲线、抛物线），增加膝关节的活动空间和时间，有效地改善临床症状。针刀不仅治疗疼痛，还能有效地改变畸形，提高生活质量。对于需要手术置换膝关节的病人，先用针刀试试，是个不错的选择。

针灸不能改变人体的形状，针刀却能将人体"打破重建"。针灸广义上包括不同的针具和使用方法，但随着历史的变迁和人们思想观念的改变，渐渐演变成以毫针为主，甚至灸法都有点让人遗忘了。针刀却是广义针灸（中医治疗）的绝地反击，让走到现在已然迷茫的人们，渐渐重新认识已被淡忘的古老中医的针灸和重拾古代对人体生命科学最原始的认识。

总结如下：

第一，针灸和针刀器具不一样。

第二，针灸的理论和针刀有相似之处，但是针刀治病理论有自己的一套体系。

第三，针刀可以当针灸用，但针灸不能当针刀用。

第四，针灸可以天天扎，针刀不可以。

另外，笔者再谈一下自己的认识：从另外的角度，笔者却更倾向于认为针刀就是针灸，针刀疗法是还原了失传和断代的古老中医的治疗方法。因为笔者一直都不信，30年前中医药大学出来的学生，竟然对一个常见病束手无措，一定是什么地方出问题了。针刀医学的出现，一个应力，就把它说清楚了。一个点的针刀治疗，就能把好多膝关节疼痛病迅速快捷地治好。

伟哉，针刀医学！伟哉，中医！

五十、从胸痛与心肌梗死的关系说起

临床我们经常说胸痛、肩痛，有可能是心脏病或胆囊炎的外部反射疼。那么，这里面有没有更深层的原因呢？

我们来看看神经，从神经的层面来分析一下：

中枢神经分大脑中枢和脊髓中枢，是人体所有神经的发出地。

大脑的核心下段发出内脏的副交感神经，脊柱中的脊髓发出交感神经，这两种神经是人体内脏的主要神经来源，也叫植物神经。植物神经不受大脑的支配，也叫自主神经。内脏自我调节运动和感觉。

另外，脊髓中枢发出支配内脏以外的运动和感觉神经。

可见，内脏神经和四肢神经基本源于同一个地方，只有一点不同：副交感神经的来源比交感神经的来源高一点（脑干）和低一点（骶髓）。

简单来说，内脏神经和肢体运动神经是一源两支。临床经常看到的情况，胸痛——心脏病，肩痛——胆囊炎等，其根本原因其实就是脊柱相关病！脊柱左旋右旋、上旋下旋、前旋后旋，导致穿出的不同神经分别被卡压而出现临床症状。胸部由颈髓发出的神经支配。颈椎出现问题，卡压神经，出现胸痛。心脏有颈椎下来的5条神经支配，分别是心上神经、心下神经、心中神经、副交感神经、迷走神经。颈椎哪一段出现问题，都会卡压心脏神经，出现临床症状。那么，临床上诊断哪条神经卡压出现相应临床症状，这是一个没有解决的问题，需要临床科研的继续研究。但是，没有研究出来我们临床医生就无能为力了吗？

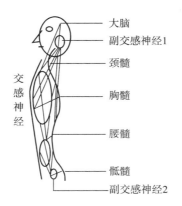

内脏神经简单示意图

写到这里，正好来一就诊者，医院检查为急性阑尾炎，住院开刀。麻醉科医生说其有心脏病，不能麻醉，只好保守治疗。病人打听到一个老中医，吃了老中医开的几剂中药，仍不能有效缓解，遂求诊于笔者。检查：左下腹疼（开始是右下腹疼），心脏偶有早搏，血压127/88mmHg，被动体态，自主行走，手扶着肚子。

基本情况：男，63岁，退休，经常喝酒，打麻将。既往有心脏病、肺大泡、高血压。

分析：久坐伤腰，腰髓发出的神经支被卡压，导致肠气循环不利，不通则痛。先上（胃）腹、再左下腹、再右下腹，肺与大肠相表里，肺有宿疾，大肠受累。

治疗：打破腰椎的稳定性，恢复腰椎的灵活性，内脏内腑接着灵活（腰髓发出的交感神经兴奋，肠气循环不利得以改善），给予中药大黄牡丹汤加减5剂。

治疗结果：病人症状很快解除。

总结：如果你有哪个地方反复疼痛，有可能是相关的神经支卡压了，一定要注意了。如果这个地方被弄得舒服了，卡压就会加重，转移到内脏内腑。如果不幸压到内脏神经，引起内脏神经功能紊乱，麻烦就不是一点点了（神经一支两叉，一内一外）。所以，胸痛和心肌梗死其来源在颈椎，属于一支两叉，不一定同时发生，但关系密切。

五十一、针刀治病能好，好多长时间

针刀疗法是治标，还是治本？

拿骨刺来说。按常理，要把骨刺切掉，才叫治本。不切掉骨刺，病理因素还存在，症状暂时减轻，回头还犯，这就不叫治本。医患之间还都会有一个共同的想法——手术！手术！手术！

但是，手术行吗？！

骨刺是怎么来的？人体的修复是本能，皮肤破了，修复。骨头断了，修复。但是骨头没骨折，怎么会长骨刺呢？

针刀医学明确指出，是人体的力平衡出现了问题。

我们知道，一个物体压一个物体，会越压越薄。然而人体是个活体，越压越厚。如果是一个平面，就是均匀地变厚。如果不是一个平面，就会在某个地方出现异常增生，我们叫它"骨刺"。

可见，骨刺是力不平衡引起的，像"茧子"一样，是附着在骨面的韧带（里里外外）硬化，然后再压、再拉、再张，不断的应力造成某个地方异常增生（韧带硬化、钙化、骨化），形成我们临床影像学所诊断的"骨刺"或"骨质增生"。

从以上分析得出结论：骨刺不是病理产物，是生理产物，它不是病，它是人体正常的代偿。如果人随着年龄的增长，到了老年，这些代偿是均匀地分布，即使有增生、骨刺，也不会出现任何临床症状，只是稳定性增强，灵活性变低而已。

那么，切掉骨刺就需要考虑考虑了，不是吗？

再说半月板磨损，看到膝关节间隙变小，症状明显，就一口咬定要换膝关节。就像一个间隙，两个头，前后左右旋转，一定会有间隙变小。如果调到正常位置，间隙会不会改变，会不会变大呢？即使关节间隙变小了，上面压下面，只要是活的，就会增生，像"茧子"一样增生。谁敢说不会再长出一片代偿的"半月板"呢？还是"原装货"！

骨刺不用切，应调整力平衡而已。

半月板不用换，把两头重新再捏把捏把对上即可（有一点像玩魔方）。

这就是针刀医学的精髓——辨因论治。

有很多朋友膝关节开始有症状，就怕半月板磨损，不敢走路爬山，平白辜负了大好年华。应怎样认识这个问题呢？

我们分析了，平面压，会增生一大块。凹凸面压，会出现不同地方的增生。人体关节既是凹凸不平的，又是极其契合的。当力线不正，人体代偿，就会增生。光往一个地方偏，增生挡不住磨损的速度，就会牺牲半月板，而这时腿就要变形了（旋转）或已经变形了。

膝关节不怕压，膝关节不怕磨，给它正常的休息时间就可以了。还有就是改变不良习惯，积极治疗腰椎劳损和调正骨盆的（前后左右）倾斜，让人体压它该压的，磨它该磨的。

到这里，我们就可以回答上面所提的问题了——

问：好多长时间？针刀治疗后能好多长时间？

答：要多久就有多久。

五十二、生命在于运动吗

笔者的同龄人大都听过那个相声：生命在于运动，还是生命在于不运动？讲的大意是喜欢运动的，有好的，也有坏的。喜欢不运动的，照样是有好的，也有不好的。到最后哈哈一笑，也没听出所以然，到后来好长时间还是似懂非懂。我们现在从专业的角度来阐述这个问题，希望能让大家对于运动有一个初步的认识。

一年之计在于春。立春过后，再有半个多月，就是惊蛰。万物萌动，我们是不是也做好准备了？！

言归正传，要从时间和空间来解释这个问题。动也罢，静也好，总要知道为什么才好。春生、夏长、秋收、冬藏，不论大人、小孩，总要顺应这个天时的规律。我们先来看看《黄帝内经》怎么说：

春三月，此谓发陈，天地俱生，万物以荣，夜卧早起，广步于庭，被发缓形，以使志生，生而勿杀，予而勿夺，赏而勿罚，此春气之应，养生之道也。逆之则伤肝，夏为寒变，奉长者少。

夏三月，此谓蕃秀，天地气交，万物华实，夜卧早起，无厌于日，使志无怒，使华英成秀，使气得泄，若所爱在外，此夏气之应，养长之道也。逆之则伤心，秋为痎疟，奉收者少，冬至重病。

秋三月，此谓容平，天气以急，地气以明，早卧早起，与鸡俱兴，使志安宁，以缓秋刑，收敛神气，使秋气平，无外其志，使肺气清，此秋气之应，养收之道也。逆之则伤肺，冬为飧泄，奉藏者少。

冬三月，此谓闭藏，水冰地坼，无扰乎阳，早卧晚起，必待日光，使志若伏若匿，若有私意，若已有得，去寒就温，无泄皮肤，使气亟夺，此冬气之应，养藏之道也。逆之则伤肾，春为痿厥，奉生者少。

简单来说就是，春天要动，冬天要静。所以说，从四时养生大法里面，我们知道了，运动和不运动要根据四时的变化而有所不同。

人的一生如同四季，所以运动在人的一生中的不同阶段也是不同的。

小儿到青年（0~30岁）属于人生的春天，多动，做什么运动都可以。

成年人（30~50岁）属于夏天，可动，不要过于运动，勿使气泄过度。因为，"天热"本身就已经让人新陈代谢加快了。现实中，这时候压力也很大，工作生活，烦琐杂事数不胜数，消耗很大，身体出状况也多，这时还是少运动为佳。如果不知道这个道理，盲目上量运动，损伤者多。

秋天，似动非动。这时，冷气就要来临，毛孔慢慢收缩，人体内热气逐渐散掉。过度运动会导致毛孔到冬天的时候迅速关闭，出现关闭不全寒气入内。这个时间段对应于人的50～60岁之间，精力虽然旺盛，但是月圆月缺，随时要准备走下坡路了，这时候，在动与不动之间。

冬天对应于老年了。这时，人生的冬天已经来到，不运动是主旋律，活动活动筋骨罢了。这时候，可选择太极拳、散步、慢跑、夕阳红旅游等，不消耗太多精力的事情和运动都可以做做和常做，以维持生命的长度。

综上所述，我们总结一下，运动不运动，要因时因人制宜。年龄不一样，运动的强度、深度、广度不同。从一年来看，有运动、有少运动、有不运动。从一生来看，也是从运动到少运动再到稍微活动一下筋骨而已，慢慢转变。生命在于运动，是指我们的常态，养生就要会动静结合。生命在于不运动，是指眼看这种运动会伤害到自己的身体，就不运动。若反其道而为之，就会伤害到自己。

再补充几句：

第一，运动员职业和所有职业一样，都会有损伤，最后，还是要像普通人一样养生。

第二，作为普通人的养生，"动如狡兔、静如处子"是一个很好的比喻，什么时间运动、运动什么、运动哪里要讲究。

第三，眼看一项运动就要造成损伤，就要停止这项运动，改为其他运动项目。

第四，不运动其实也是一种特殊的运动方式，也会造成损伤，比如我们现在常见的办公室病、司机职业病等。

以上是笔者对运动的一些看法，希望对你有所帮助。

五十三、胃以喜为贵

冬藏的日子渐渐退去，我们将迎来新一年的春暖花开。

上一期我们谈了运动，这一期我们谈谈吃。

任何一个长时间的姿势或任何一种长时间固定的运动都会致人劳损，运动要向平常姿势的反方向做动作才能使人健康。比如西藏舞、印度舞、广场舞等都是老百姓从生活中总结出来的运动智慧。至于"民以食为天"，我们怎么吃才对呢？

就像有人说的，吃这补那补这的。比如，产人参的地方，当地人并没有因多吃人参而延年益寿。比如，产冬虫夏草的地方，当地人成把地吃，也没见谁长命百岁。

我们该怎样去认识这个问题呢？

答案就是"胃以喜为贵"！

比如说你喜欢吃素，那就吃素食好了。你喜欢吃肉，那就吃肉。喜欢吃辣、喜欢吃酸、喜欢吃咸……只要身体没毛病，就吃吧，你的身体缺，就是补。

什么东西吃多了，就会不想吃了，就是补够了，又喜欢其他的东西了。没问题，吃其他的。我们称之为"脾气"所为。

胃主受纳，脾主运化。想吃的，就是脾喜欢的，脾喜欢的，就能消化。反之，就会胃胀、拉肚子（脾气）。

我们以前谈过"雾霾"的问题，肺是贮痰之器，脾是生痰之源。脾为人体后天之本，喜燥恶湿。从上面我们看到，它既管呼吸系统，又管消化系统。爱发"脾气"的人，这两个系统都会出毛病。

这就是了，"脾气"好，运化功能好，吃什么都能转化成人体的能量。反之，成天补这补那，反而不吸收，变成人体的累赘。

心态好，随遇而安，爱吃的多吃两口，不想吃的就算了。

"随心所欲""遂脾而安"，这就是吃的最高境界了。不要攀比，人与人不同。希望我们每个人都懂得"吃"这门"大学问"！

五十四、脑梗死，敢用针刀治疗吗

昨天在河南省省立医院坐诊，从神经内科传来消息，一同事的妈妈前几天中风，左侧肢体瘫痪，问能不能做针刀治疗。笔者看了片子，简单询问了一下情况，决定下午用针刀治疗试试看。

病人，女，57岁，中风，左侧肢体瘫痪3天，西医诊断为脑梗死。给予针刀治疗，颈椎1～3（前面已经讲过），病人当时下地，在走廊里独自行走，左臂能够上举活动。

自针刀医学科入住河南省省立医院以来，每周都有数以百计的病人接受中医针刀治疗，在院方的大力支持下，各个科室都对我们这个名不见经传的小科刮目相看。从小儿脑瘫到神经内科、神经外科、骨外科等各个科室的主任们，通力支持，显示了新时期、新阶段、新医院锐意进取、开拓创新的决心和信心。在这个背景下，中医针刀人稳扎稳打，仁心仁术，为河南省省立医院早日建成河南省首屈一指的大型综合性医院添砖加瓦。

上面这个病人就是一个敢于尝试针刀治疗的勇者。《黄帝内经》说："勇者，气行而已，怯者，着而为病也。"效果好，在医者，更在于病人本身！笔者应用中医针刀时活学活用朱汉章教授的《针刀医学原理》，希望在临床中根据中医的经络、气血、精气神，未病先防，有病早治，未病先治，破体致用，配合临床各科治疗难病、大病、危病，特别是将老年病和老年病康复这个方向作为中医针刀的主攻山头，争取在这方面做出应有的贡献。

五十五、疼与瘫的距离有多远

经常听人说，若有哪里疼痛就要赶快治疗，要不就会瘫掉。当听说和看到周围的人倒下去的时候，就会思考：疼与瘫到底有什么关系？

引起疼痛的原因都有哪些？外伤（暴力所伤或意外）、内伤（包括七情所伤）和慢性劳损（由平时生活工作中固定的姿势习惯所导致）。

损伤后就会疼痛，人体会自我修复。修复好的组织，往往没有原来的组织灵活，经络就会瘀堵，产生"不通则痛"。

头在最顶上，头痛代偿能力低下，所以有人会出现持续疼几十年的情况。

躯干疼痛，就好一些，比如腰痛，人体经过自身代偿（增生，增加稳定性），或是将代偿转移一些给相邻的椎体，也会出现临床自愈的效果；甚至，从腰痛——腰部的椎体代偿到胸椎和颈椎，一路向上，加强稳定性和失去灵活性（所以临床治这个病的人多，但是明白是怎么回事的少）。

腿痛，其实是脊椎力线不正的牺牲品，如果脊椎增生偏歪，双膝关节就要代偿脊椎的偏歪的那一部分不平衡，产生强大的应力，导致膝关节疼痛、增生（很多人以为是缺钙或磨损）。

从上可知，疼痛是软组织损伤后，修复、代偿、增生的过程。如果出现疼痛的情况，是由于软组织的粘连、挛缩、堵塞、结痂，继而造成起人体稳定性作用的软组织硬化、钙化和骨化，也就是《针刀医学原理》讲的，动态平衡失调和力平衡失调，动和不让动这一对矛盾所造成的。

如果，就是不去诊断和治疗（讳疾忌医），就让这些动的功能渐渐失去，到最后，就是瘫的结果（周围神经的失代偿，出现疼痛不用，直至发展到最后中枢梗死，从而导致瘫痪）。

从上面分析可知，疼和瘫是人体疾病的开始和结束，是同因同族同根。动态失调——力失调；脊椎代偿，拧住脊椎，出现临床症状；颈椎和大脑相连，拧住颈椎，拧住大脑（当然不会全部缺血）。若哪一部分拧死了，那么这个部分就会缺血，导致中枢支配的一侧肢体瘫痪。

疼痛到瘫痪，远在天边，近在眼前；关键不在时间的距离，而在于思想的距离。

希望大家正确认识疼痛，从根上调整。如果单纯去止痛，受伤害的不是别人，正是你自己。

五十六、针刀治疗后有一件事情很重要

举几个临床常见的例子：

例一：脑梗死后遗症病人，半身瘫痪。针刀治疗第一次，症状明显好转；1周后，针刀治疗第二次，症状反而有点加重，但整体比针刀治疗前好多了。令人不解的是，为什么第二次治疗没有第一次明显？同样一个人，同样的治法，应该一次比一次好才对，为什么第二次治疗后，症状不减轻，反而加重？要知道第二次加重，我就治疗一次，行不行呢？

例二：门诊的病人，腰椎间盘突出，压迫腿部神经，膝关节不会蹲3个月有余，在其他地方治疗过几次，效果不明显。因为并不影响走路，已经放弃了希望（灵活性），反正不疼，还能走路。曾来门诊求治。笔者告诉病人能治他的毛病。为了让病人自己相信，嘱就诊者俯卧在诊疗床上，用叩诊锤轻轻叩击就诊者的腰3中间的位置。叩了1～2分钟之后，笔者让就诊者下地蹲起，病人当即感到轻松。问题是：这样能不能好？回家叩叩行不行？

例三：一住院病人，50多岁，颈椎病压迫臂丛神经（稳定性增加，灵活性降低），左侧手臂疼1月余。针刀第一次治疗之后，病人尚未离开治疗床，就感到轻松，像没有症状一样（好了一样）。然后病人郑重其事地对笔者讲：想不到，在门诊都可以一次治好！

3位不同的病人，其实是一个问题，有效与治愈！

我们分析第一个就诊者：针刀治疗第二次没有第一次效果好，先轻后重。首先是一个感觉上的差异，就像一个滑落的身体，当被一个手臂拉上来，滑落者首先是感到安全了，心里无比轻松，如释重负。等到第二次治疗，破体再平衡，感觉上自然有所差异。接下来是一个重塑的过程。因为长期的不平衡，一定会牵涉周围的椎体和软组织（长期代偿疾病）。针刀治疗，摧毁了支点，代偿的局部缺少了支点，人体又要在短时间内进行修复和重塑。从心里的安全感（更多的是心理上的）到身体结构的年轻化、健康态（货真价实的改变），虽然感觉上症状加重了，但其实正是维系疾病的架构受到了创伤（致命的）。人体一方面要受到针刀的微调，另一方面又要重建新的架构，需要身体更多、更大的能量，就会出现能量不足的表现，这个很正常。那么，能不能再隔时间长一点再治疗呢？不行！因为病人表现的是症，医生治疗的是病，症和病之间都是因为那个结构。该结构靠一次性摧毁可能性不大（因为人体是一个活体，手术式的创伤必定会留后遗症，这是医患都不愿意经历和面对的），针刀的治疗就要在这种小创小修小塑的过程中消灭疾病的架构，从而消灭疾病。间隔治疗的时间过长，症状重新卷土而来是一定的。

我们来分析第二个例子：敲敲打打，也能感到轻松，但是没有"破体"—重建—重塑这个过程，疾病依然不依不饶，缠住你不放！

第三个例子，病人50多岁，正是各种慢性病侵袭的时候。依然是这种情况，杀了病气，改变不了结构或改变结构不彻底，这个症状即使结束（1次好），其他症状又会显示出来（心脑血管病或其他慢性病）。这时，因为病人是治疗手臂的疼痛，根本顾及不到其他的不适或疾病。虽然这时是引起手臂疼痛这一个症状，其实，已经是颈椎劳损到一定的程度了，打到这个产生各种各样疾病的根源，破—建—塑，才能打掉疾病的根源。治标治本，使人不得病或者叫年轻化、健康态，也就是我们讲的"辨因论治"！

我们几十年和各种疾病打交道，不愿意让和我们有缘的人走上病—治—再病—再治这个恶性循环里，因此，请给我们一些理解，我们会做得更好！

防微杜渐，不生病，是最理想的状态了，你说是不是？

五十七、牛皮癣

任何一个病症，都有其先发的证候，中医所谓"一叶知秋""未雨绸缪"，但在临床上有谁去注意这些情况呢？

好多时候是见症杀症，见病杀病。通常而言，每个人在心理上已养成依靠医院、依靠医生来解决问题的习惯。谁也不会去没病找病。然而"保养"呢？那是保健的事儿，不是病，不用找医生。

反而有这样一类医生，受了传统医学的教育，知道"未病先防""有病早治""先安未受邪之地"，还有"未病先治"。

他们有一个统一的名字，叫中医！

我们先举一个例子：

昨天门诊来一就诊者，男，30岁，头皮发痒，起屑，渐渐发展到双颊发痒、圆斑、湿疹。这是一个之前来看过的就诊者，当时就是头皮屑多，头皮发痒，在其他地方看过这个病，用了很多的药物，有一点效果。后来该人去国外读书，半年后发现渐渐加重，这次回国先到笔者这里看病（害怕了）。自述，头皮发麻，像戴了一个重壳，眼睛也有点近视了。当时笔者将之诊断为颈椎的问题（是不是不同于一般的诊断？）。针刀治疗颈椎上项线、项韧带。病人当时就感到头清目亮。笔者随后又为病人开了一些中药内服善后。治完结束，想一想这个病例，如果按照常规治疗，会不会发展成牛皮癣？

牛皮癣是俗语，正规的术语叫银屑病。

银屑病是一种常见的慢性复发性炎症性皮肤病，特征性损害为红色丘疹或斑块上覆有多层银白色鳞屑，好发于四肢伸侧、头皮和背部，严重皮损可泛发全身，并可出现高热、脓疱、红皮病样改变以及全身大小关节病变。本病与中医学文献中记载的"白疕""风""蛇虱"相类似。如《医宗金鉴》记载："此证俗名蛇虱，生于皮肤，形如疹疥，色白而痒，搔起白皮。"又如，《外科证治全书》对白疕(一名风)的记载："皮肤燥痒起如疹疥而色白，搔之屑起，渐至肢体枯燥，坼裂血出痛楚。"

我们前面讲的是中医的方法(辨因论治)治疗皮肤病的方法，我们如果真正碰到牛皮癣的就诊者我们该怎么处理呢？分享如下。

某男，52岁，患牛皮癣多年，以下肢为重。病人经人介绍，到我处治疗。既往有脑梗死、糖尿病病史，均未愈，靠吃药维持。现在正在吃中药治疗牛皮癣。

思路：病人颈椎病是少不了的。再一个，下肢电生理线路不通畅，腰椎病也逃脱不了干系。有糖尿病，血液循环不好，垃圾太多。因此要舒筋活血，祛风除湿。

处理：①颈椎、腰椎的治疗以及局部用针刀通透剥离，出血拔罐祛除毒邪。②中药调理善后。

预后：病人经过3个月的治疗，症状已经减轻大半，症状基本消除，皮疹还有印痕未完全消除。

医嘱：以后每个月复诊1次，调理内脏气血；若不适则随诊。

后来病人一直健康，未再犯皮疹(牛皮癣)。

思考：如果对于各种各样的皮肤病，我们用中医针刀的思路，不去打打杀杀、粉饰太平，那么，真正想发展成牛皮癣，有点不可能呢，你说对不对？

五十八、"针"与"刀"

笔者从事了多年的针刀医学实践，有清醒，有迷茫，有时有效，有时无效等，不一而足。虽然有朱汉章教授的《针刀医学原理》，笔者还写了一本《针刀辨因论治》，但相信还有众多的针刀医生还是不明白个中缘由。这种现象正应了朱汉章教授给我们上课时说的：针刀医学处在发展完善期，是从实践到理论，再从理论到实践这样一个发展的模式。前无古人，没法效仿。没有既定的道路，从理论到实践，再从实践到理论。朱汉章教授讲针刀医学第一个成熟期是50年，从他创立针刀医学到今天整整43年了。

在临床上我们发现、了解了针刀的"即刻疗效""秒杀疼痛""近期疗效""远期疗效"等。但是，怎样做到近期和远期都达到比较满意的疗效呢？从理论上笔者觉得有必要进行分析，把这个问题尽量搞明白。

针刀是中医的针和西医的刀的融合，临床上有时起的是"针"的作用，有时起的是"刀"的作用，有时起的是"针刀"的综合作用。

中医针灸，上下几千年，笔者认为最著名的当数"阿是穴"——就是医生用针灸扎到病人的病灶，病人"啊"一声，等病灶疏通后，连说"是是是"，这就是临床的"阿是穴"。针刀临床也经常会碰到这种情况。从中医理论来讲，疾病因气滞血瘀而形成。针灸刺激了穴位，气转筋正，"通则不痛"，感觉好多了。从针刀理论来说：针刀扎到病灶，能量迅速向四周释放，出现酸胀得气的反应。这时，针灸和针刀所起的作用几乎是一样的。

针刀不一样的作用，是后者"刀"的作用。松解和剥离，可以改变人体局部的结构。如果扎到"阿是穴"，这个地方能量释放→气行血行→症状减轻或暂时消失→即刻疗效显示→筋正穴通→短期疗效好。但是想要达到长期的疗效，防止疾病卷土重来，尚需针刀医生进行不懈的努力。

"西医的刀"，是针对某个病灶的切除，是人类目前可以看到的"坏的"东西的切除。这是西医的思维模式。通过"切阑尾"到现在开展到"五脏六腑"的"手术刀式"的"斩尽杀绝""器官置换"，无不显示着现代医学的先进性。

"针刀"借过来为我所用，但是切的不是有形的"病灶"，比如"骨质增生"，比如"突出的腰间盘"。这个"刀"利用的是中医的抽象思维，现在比较常见的说法：病灶并不是有形的"坏"的东西，任何"坏"，形成都是有原因的。有病，是有病生存的环境和结构，当"疾病"赖以生存的结构和环境消失，病也就不存在了。而"针刀"的"刀"起的就是这个作用。笔者叫它"辨因论治"，就是要找到"坏"，更重要的是"谁让它坏"——坏的原因，然后用"刀"破坏其结构，改变其环境（通过手法、药物、器械等方法方式），重建到重塑，以彻底解决疾病。

从以上理论分析，我们可以理解，针刀医学开创了人类治病以来的新篇章。从保守到手术，其实缺一个很大的部分——从疾病的产生到疾病的显现，这个过程没有得到过深刻的"改变"。而针刀医学恰恰填补了这一块医学的欠缺，从而开创了新时代医学的新局面，我们叫它"未病先治""破体致用"。

"针刀"，既是"针"，又是"刀"。它既能通，又能改变病态的"结构"，西医"手术式"的切割、松解、剥离，重建和重塑，还人体的健康和"精气神"。朱汉章教授给它取了个名字叫闭合性手术。

我们再来看"针刀"临床形形色色的治疗。现总结如下。

疾病好得快，是因病人重建、重塑功能强大，近期、远期疗效均佳。

疾病好得慢，是因病人自我否定的能力不好。其一是不好的习惯，俗话说"江山易改，本性难移"，是之谓也；其二，是先天不足，后天失养，重建和重塑需要的时间较长。简单来说，一部分是身体的原因，一部分是心理的原因。

至于你用的是什么样子的针刀，针刀可以五花八门，扎针的位置可以用不同老师教的取位方法，但是一定要遵循针刀医学原理才行。

针刀医学有两个重要的定义分述如下。

针刀——凡是以针的名义进入人体，又行刀的治疗作用的所有器具，都叫针刀。

针刀医学——以中医的理论和西医的理论相融合，所产生的一门新的医学，叫针刀医学。它是一门新的医学理论体系。

就病人来讲，有几个要交代的：第一，你病了，你的强大的自我否定的观念一定要树立，找到病因予以根除。第二，如果疗效不好，针刀的创伤微乎其微，治疗时要有耐心。第三，如果治疗好，出奇地好，也不要太高兴，病灶有没有彻底清除？疾病会不会卷土重来？要积极配合医生做出下一步的治疗或下一步的养生保健，为人体生命长河及早规划好和设计好。

针刀医学是新医学、未来医学的代表，希望大家首先自己了解它，然后广为传播，为自己、为家人、为大家做好事！

五十九、甲亢

现代人低头时间比较长，颈椎前倾多，后仰少，导致颈前部的气血运行不畅，位于颈前部的甲状腺往往受累。不光是甲亢（甲状腺功能亢进），现在单位体检，很多人B超查出甲状腺结节、甲状腺肿瘤。甲亢是因为有症状了，包括心跳加快，易激动，眼突症，查血T_3、T_4、TSH不正常。西医治疗甲亢暂时没有好办法，要不对症，要不切除治疗。早期治疗甲状腺疾病摸索了很多方法，或用核照射来杀死过分亢进的甲状腺细胞，往往最后导致病人甲状腺功能低下，终身服药，得不偿失。

针刀医学认为，颈椎的过分前倾导致了甲状腺血运不畅，甲状腺分泌亢进。第二个原因是颈椎前方的交感神经受到挤压，交感神经反应性功能亢进也是引起临床症状的主要原因（颈椎前有交感神经，后有椎动脉，一压一扯出现两种常见的颈椎病类型，一个是椎动脉型颈椎病，一个是交感神经型颈椎病）。

针刀治疗：第一步，针刀松解颈后部的项韧带，使项韧带灵活性加强，带动颈椎向后移动。第二步，针刀松解局部甲状腺。

甲状腺的位置：喉结两旁的下方。

甲状腺的结构：甲状腺外膜向里形成甲状腺内膜褶皱，分割成各个甲状腺小体。

甲状腺的血运：由甲状腺动脉和甲状腺静脉组成，血管在甲状腺外周分布，甲状腺体血管较少。

根据针刀的安全入路原则，针刀在甲状腺体下部三分之一，或者是结节、肿瘤的下部斜刺进针，扎到内膜后改成平刺，通透剥离甲状腺内膜，将粘连、挛缩、堵塞、结疤的内膜切开，重新建立甲状腺新的电生理线路，恢复甲状腺的正常功能。

中药：葛根汤、半夏泻心汤随证加减。

说明：破体以致用是针刀医学原理里面一个非常伟大的思想。俗话说：天生我材必有用。人体在心脏的搏动下，使全身每个细胞运动起来，需要哪个组织、哪个系统，都能马上做出回应，使我们愉快地工作、学习、交友、品尝美食等。但是，人体也会遭遇外来的风、寒、暑、湿、燥、火，内脏的喜、怒、忧、思、悲、恐、惊，就像自然界的风暴、地震。人体出现了问题，就会自然修复，便是代偿。但总有失代偿的时候，一旦失代偿就会出现症状。这时候，就叫不用，或用之不利。中医千百年以来的辨证论治，就是从因机证治几方面来解决病人用的问题。由于外来医学的冲击，中医发展遇到了危机。但是中医的生命力是无限的，遇上了春天，又生机勃发，郁郁葱葱。但是有一个问题值得注意，人生下来便与自然浑圆一体。人们如果像古人那样处于不发达的生产力的条件下，也不会出现现在这么多的病。现代人的病已经跟古人不一样了，因此要有新的对策以应付当代的情况。因此我们常说：遵古而不泥古。

现代人坐的时间长，低头的时间也长，身体出现前倾。人体的小周天——任督二脉就出现了不平衡，前面的任脉就会在一些地方拥堵，比如甲状腺。这时把颈椎的前后力平衡改变一下，督任二脉的旧的平衡打破，形成一个新的平衡。再把甲状腺用针刀通透剥离，疏通一下里面的电生理线路，甲亢好了，甲状腺结节好了，甲状腺肿瘤好了，甲状腺癌症也会得到改善。

因此，针刀医学原理的思想，是根据当代人的情况设计的，符合中医与时俱进的精神。

为什么古人没有提到破体以致用呢？前面已经分析过，生活节奏太快，导致人体不平衡的因素大大增加，临床症状越来越多。主要原因是人体的平衡变化太快，人体又要工作，又要修复，人体代偿不过来，临床症状形形色色，越来越多。针刀医学原理顺应时代而来，打破了以前因循守旧的思维，开创了中医现代化的新时代，具有划时代的历史意义。其中破体以致用的思想，是将西医的手术改成了人体一有症状就用针刀调节平衡，动态平衡、力平衡，电生理线路的内外互通，让人体的每一个系统、每一个组织、每一个细胞都为我所用，癌症肿瘤被监测，疾病被治愈，这个意义是非常重大的：第一，人的健康有了保证；第二，人体的重大疾病可以减少很多。

附医案一则：病人，女，32岁，患甲状腺肿瘤，位置在右侧。手术1个月后，左侧又发现肿瘤，再切就没有甲状腺了。笔者按上面的治疗步骤进行针刀治疗，中药调理，病人很快恢复，症状消失，后怀孕生下一子一女。

六十、"破"与"立"

哈姆雷特有句名言：生存还是死亡？

这个问题令人纠结，非常纠结。

为什么纠结于生存和死亡？其背后的意思是什么？要说明什么？

人的生活是窘迫的，人的生命是短暂的。

生活中要面对各种各样的规则、障碍、不如意。生命要面对各种疾病和残疾。

作为万物之灵长，注定要经历和面对各种各样的喜怒哀乐。

●生活和生命

无论是顺境，还是逆境，没有任何人可以逃避。

你要面对还是绕道而走？坚持还是放弃？斗争还是忍让？

生活可以选择，但是生命的选择余地很小。

作为万物之灵的人类，有一套完美的身体系统，西医叫八大系统，中医叫天人合一、整体，以及阴阳五行。

自然界的一切现象都包含在这个系统之中。

就像日出日落，阴晴圆缺，潮涨潮落，春夏秋冬，赤道，南极北极；沙漠，荒原，戈壁，草原，森林，火山，大海、河流、小溪，高山、湖泊、平原；地下的水源、石油、地火；天上的大气层、真空和浩瀚无际的宇宙……

这些你不能操控，即使你想操控，得到的结果也不是你想要的结果。

这就是人的生命。

它自己有一套系统，你生活在这个系统中。你可以选择生活，但是没有选择这个系统的权力！

这是先天的，是与生俱来的！

就像黄河九曲十八弯，最终归于大海。人体也会经历各种的磨难，最后归于黄土。这是自然的循环，经过历朝历代，就是这个结果，亘古不变！

这套系统有它自己的规律，按照它自己的规律运行，就像日落日出，春夏秋冬，潮涨潮落。

人体有强大的自我修复能力，人体有强大的自我平衡能力。

人体还有强大的自我破坏能力——就像海啸、地震、龙卷风——最后走入平静。

千里之堤，毁于蚁穴。万里之行，始于足下。

疾病预报举足轻重。

疾病预防十分重要。

一分的预防，相当于十分的治疗。

针刀医学辨因论治：中医针刀未病先治，就是诠释了人体这套系统的自然性。顺应人体这套系统的客观规律，将人的生命比作一条大河，在漫长的生命过程中，人体系统一定会出现问题，我们可以成立一个中医针刀的"大河水利委员会"。首先维护，再者改造。

打破—重建—重塑，使人体系统长治久安。

● **"破"与"立"**

无数的经验教训，使我们明白了生命之脆弱。与其到最后生不如死，不如"退而结网""亡羊补牢"。

生存还是死亡？是因循守旧，还是先"破"后"立"？

纠结中……

六十一、我的颈椎，我的命

上篇我们谈到了生活和生命，前者可以选择，后者无法选择。我们人类一直走到底都是同样的一个归宿，但是保养得好一些，会走得痛苦少一些，或坦然一点。琼瑶立了一个医嘱，意思就是：不去手术，不插管道，不去重症监护室。还有一段话摘录一下："生时愿如火花，燃烧到生命最后一刻。死时愿如雪花，飘然落地，化为尘土！"

生死有命。庄子曾讲过两个小故事：曾经有两个人，一个是入世的，高朋满座，呼风唤雨，终因疾病夺去了生命；另一位，生活在世外桃源，与世隔绝，养得白白胖胖，不幸被老虎当了野餐。

生命的旅程曲曲折折，什么才是万全之策？

生活可以选择，但要量力而行，心态平和，得之我幸，不得之我命。

生命无法选择，要找到方法。

俗话说："40的脖子，50的瘫，60难过鬼门关。"

意思是40岁就要保养好脖子，要不以后疾病缠身，摆脱不掉。

针刀医学早期就是以颈椎病的治疗创造了被天下人称道的神奇疗效。不幸的是，这门年轻的医学，知道的人太少，没有被更广泛地传播，使很多人被疾病缠身，却不知道该如何保养和治疗。

我们之前在微信公众号上连发了关于颈椎病的文章，就是想让大家了解和传播出去，让更多的人受益。

愿每个人生如夏花之灿烂，死如雪花之平静！

六十二、有是无，无是有

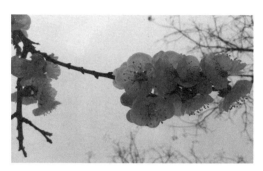

春姑娘来了，大地回春，万象更新。笔者每天忙忙碌碌，像流动的人体保养、修理的"4S"店一样，从市里跑到港区，再从港区跑到市里。上周应邀到河北讲了两天中医针刀课，周一、周四在港区，周二、三、五在诊所，一来一去就是二十多天没有休息，今天好不容易有一点时间，坐下来给大家交流一下健康的问题。

是啊！人生在世，谁不对健康关注呢？包括自己，有朋友盛情邀请笔者吃饭，但被笔者婉拒，因笔者需要休养生息。看着自己厚腻的舌苔，乃湿热重，宜清心寡欲，饮食清淡，无思无虑。

人不像植物。对植物而言，一切随自然的力量，春生夏长秋收冬藏。你对我好也罢，对我坏也罢，踩踏我、烧死我、弄死我，回头待春风一刮，春雨一润，又开始新一轮的成长历程。

人也不像动物。对动物而言，为了生存，不惜奉献出所有的本能和潜能，没有华丽的词汇，没有曲折离奇的故事情节，没有尊严，没有奴役，没有"皇帝的新装"。

人，作为统治世界的灵长类，是独一无二的神奇，任何言语都无法得体地形容。

因为人是有思想的，而思想是极其幻妙的（笔者无法用语言形容）。

就说"喜"吧，语言里就有暗喜、窃喜、高兴、喜出望外、兴高采烈、三笑、回眸一笑、笑里藏刀、笑容满面、假笑、微笑、冷笑……

另外，还有怒、忧、思、悲、恐、惊。

人类啊，难以理解，不可思议！

有一类人在和这些不可思议的"人"打交道，从生到死，不离不弃，比自己的亲人还亲，比跟自己的亲人呆的时间还长，这类人有一个共同的名字——"医生"或者"大夫"。

你有房有车，房子坏了，叫维修工，给你修得好，你高兴，修得不好或修坏了，推倒重来，大不了不要工钱，最坏的，恢复原状了事；车坏了，进修理厂，不管误工误时误事，自己找借口一推了之，修好了高兴，修不好再修，大不了换零件，最不济的换个车。

人体这个身体跟这些没有可比性。他（她）本身就不是人工的东西，是上天的礼物，是大自然的"鬼斧神工"。他（她）的美没法形容，他（她）的功能至今我们没法完全弄清楚、搞明白。我们想用人工去修复他（她）、完善他（她），笔者总觉得是很难的事，是完不成的任务。

他（她）用坏了自己的某个部件，可以换，可以不换，换有换的方法，不换有不换的方法。我们去修复他（她），修好了皆大欢喜，修不好，甚至修坏了，医患共同承担。换一个了事，但是换的东西和"上天"给的东西怎能相提并论？不好用是当然的了，在这个过程中，人们都默默承受着失去这个部件的悲伤。怪谁？怪自己没有保护好自己，自己用坏了自己的某个部件。庆幸自己，还有其他的好的部件，生命之光依然照耀，"上天"还没有完全抛弃自己，"上天"也会用他那神力，让你"塞翁失马，焉知非福"。

西医在早期教育的课堂上，总是一遍一遍地给医学生们讲"时间会治愈一切""相信自然的力量"。西医的医生在死亡的时候，会在墓志铭上刻上"有时是治愈，常常是帮助，总是在安慰"，一代一代的西医生踏着先人的足迹，大步走在医学的大道上。

中医，在中华民族几千年的历史长河中，一次次挽救中华民族于危难之中，才有"不为良相，便为良医"的名言，将治国与治人相提并论。国家若没有了，另外一个会代替之。人若没有了，则没有人可代替。治人责任之大，可见一斑。

人，不好治。治病人，更是难上加难。

我们在临床上碰到的病人，是自己感觉有病的人。

我们平时碰到的人，是自己感觉没病的人。

这就有意思了，我们在临床上看到的有病的人是人的自觉，我们平常碰到的平常的人也是人的自觉。就"自觉"而言，每个人都不一样。扪心自问，反观内心。有人是身体上的病，有人是心理上的病。一般来说，身体的病是有，心理的病是无。因为谁愿意剖析内心，说自己有病呢？

这里面学问真是大了去了。现在西医大力发展"心理学""人文医学"，中医更是从前就有"祝由""巫医"。西医将能够应用的科学运用到人体上，以健康人为标准，叫标准化数据，所有人都是采用这个标准。但是它如何能探知到有心病的人的"标准"呢？中医采用"望闻问切""四诊八纲"诊断疾病。但如果当事人自己觉得没问题，医生怎么说其有问题呢？是凭借什么依据呢？

症好消，病好看，因难除。

我们现在常提到"网瘾""手机控""工作狂""算计""心计"……自控能力差。这些都是病，会衍生出各种各样的临床症状或临床疾病。这种养出来的习性、习惯，或是人内心的"贪婪"是病因。若无法止住这个"因"，疾病怎么能消除？或是"这"个病消除，怎么能保证"那"个病不会出现？

从因的角度来看，人都是好的，不会有问题的，症是病，病由因导致，因是习惯。养成好的习惯，是杜绝疾病和痛苦的最好的办法。

作为临床近30年的医生，笔者对病的理解为"有是无，无是有"。

六十三、论医患关系之一

医患关系是一个很复杂的关系。我们若想通过一篇文章把它弄明白，是很困难的。我们以下从医患之间的信息的不对称性对医患关系进行探讨。

医生不懂患者的心，患者不懂医生的术。医患关系和谐的前提是你懂我的病，我懂你的术。

笔者经常讲：人是上天的产物，自然的造化。这样高级的东西，你竟然会修，那你就是上天的随从了，对不对？世界上出现了两种主要医学，东方医学和西方医学。西方医学以科学为依据，以量化为准绳，去评判人体的疾病，让你无话可说。但是，其解决问题的方法就略显单一。中医几千年来，以事实为依据，以人为本，以阴阳五行、整体观念为核心，临床以症状来分析证型，以及疾病发生的机制、原因。临床在治疗中运用药物的升降沉浮、寒热温凉、四气五味、归经来调理人体的气机（循环的能力），应用针灸的方法治疗，从而达到临床治愈的目的。其方法多种多样，大大丰富了对临床疾病的治疗方法。中医和西医是在认识疾病这个层面上，从不同的角度来看待它罢了。中医的抽象思维，对疾病的定性方面认识得较清楚。西医的形象思维，对疾病的定量方面认识深刻。这些知识若不说明白，病人感到糊涂，就是医生也不能面面俱到。作为病人或就诊者来讲，他的症状是自主感觉，对疾病所反映出来的症状，他是非常清楚的，但对于这个症后面的理是不清楚的。在找到医生的时候，为他诊断的医生，或者是中医，或者是西医，或者是大医院的医生，或者是小诊所的医生，各人有各人的看法，这个现象会让他丈二和尚摸不着头脑。

我们举一个常见的例子，比如，我们都知道关节受凉了，怕风疼痛，反反复复不能够解决，找到中医看诊，中医会说是"风寒湿三气杂至合而为痹"，诊断为"痹病"，方用祛风寒、活经络的中药。找到西医，会说这是痛症，会开一些止痛药或是一点激素来止痛。碰到中西医结合的医生，两种药物都会开给病人。当疾病疼痛好了再犯，犯了再好，反反复复的时候，病人就有点担心，这也看了，那也看了，为什么就不好呢？谁能解决这个问题呢？

我们换一个思路来看待这个问题：不管经络也好，神经也罢，气血不循环是导致这个关节疼痛的主要原因。中医不是有句话吗：正气存内，邪不可干。也就是说，循环好的话，就不会定在那个地方疼痛。邪之所凑，其气必虚。虚则气血循环不好，气血循环不好是不通或通而不畅。不管针刺也罢，药物也罢，用上以后，因为有神经或经络的刺激作用，能量正气会聚集，赶走一部分邪气，症状会有所缓解，甚至会临床治愈。但是，久治不愈的呢？是因为这个地方有软组织损伤——粘连、挛缩、堵塞、结疤，用针刀松解剥离那一小部分的出问题的软组织病灶，就能把经络神经的问题解决掉。但是，还会有一部分关节疼的病人仍不能完全解除症状。那么，这个地方的软组织病为什么会卷土重来呢？是因为人体力不平衡——应力所致。我们再去调节人体的平衡，应力消失，关节疼又能治愈一部分。但是依然还会有一部分病人还是解决不了疼痛的问题，医生也没法——我们人类对自己的认识还在探求中……

有了上面的认识，你或者你的家人或者你周围的朋友，如果有这个关节疼的毛病，你是不是就会讲给他听呢？

临床上我们会经常碰到病人说：还疼，医生这么没本事，这个疼也解决不了。这就是明显的信息不对称的结果。病人的自我症状，认为不就是个疼的问题吗？而医生看的或是重视的是症状表现下面的东西，会找到症状下面的病理病机，辨证辨病辨因，按计划按步骤去解决疼症的问题。先给点止疼的，再用上中医中药辨证论治，好的好了，不好的进入下一轮的深一步的治疗——针刀先局部松解软组织损伤。再不好，调整人体力平衡失调。以上都调整不过来，最后手术换一个关节。我们现在碰到最多的问题就是，就诊者并不了解疼痛背后的这一系列的变化。看到谁止疼快，就往哪跑，叫"有病乱投医"。结果，钱花去不少，罪受了不少，到最后依然没有解决疼痛的问题。每一位就诊的人，都要求快快快治好，医生也很为难，是治疗症呢？是治疗病呢？是治疗因呢？这样一对矛盾，怎么去寻求和谐呢？在这个过程中，有的好得快，好的时间也长，有的好得慢，反反复复花钱受罪，到最后也没有好，是医生的责任呢？还是自己本身的责任呢？这就是信息不对称的结果。

笔者认为，不管是医是患，交流沟通很重要。病人了解症状告诉医生，医生了解病因病理治疗方案，告诉病人，这样达成一个共同针对病邪的解除方法。在此过程中，一方面病人理解医生的治疗工程（很多时候不是一蹴而就的），一方面医生给予就诊者更多的人文关怀，疼病人之所疼，想病人之所想，言而有信，共同达成治病的共识，使人间充满爱的和谐音调。

医患就是一对矛盾，但一旦达成共识，就可以成为亲人和朋友。

六十四、论医患关系之二：病与症

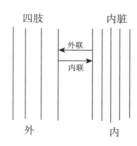

人体经络示意图

我们人的正常状态，不管内脏的经络和四肢的经络都是畅通无阻的。

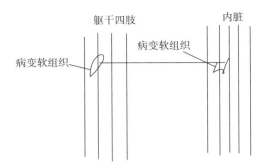

软组织的病变内外相联。结构的变化，早期一般不出现症状。出现症状也不是同时出现，或早期在外，或早期在内。

由于各种内因和外因，人都会产生一些纠结。但是很快，这些纠结就会被人体适应（人有强大的自我修复能力和强大的自我平衡能力）。这时人也不会有症状，当然也不会认为自己有病。也就是说，症状是自己感到的，病是医生看到的。从一开始，医生和就诊者看到的东西就是不一样的。人的代偿能力不同，出现症状有早有晚。但是，医生并不是这么认为的。因为，最后在治疗症状的时候，这一开始的纠结，医生一定要去关注和治疗的。否则这个症状消失，那个症状又会出现。就诊者就会感到迷茫，医生也会感到失落。

来就诊者讲述自我症状，医生就要查病及查因。这时候是症和病最不和谐的时候，导致医患之间出现分歧、意见不同、误解，甚至互相伤害。由于个人代偿能力不同，病重者（代偿能力强的人），出现的症状很快就消除了。病轻者，心理感受敏感的，临床上就会出现病不重，治疗时间周期长，病人很不理解的情况。医者仁心，当被误解的时候，医生也没有时间把这种因果给每一位就诊者一一讲清楚，往往就诊者因为"症"的原因，"病急乱投医"，没心情听医生的"长篇大论"。

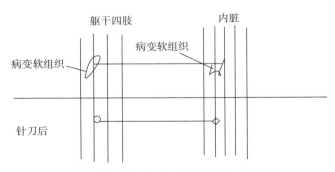

针刀通过软组织松解以解决临床问题。但是病灶完全铲除是不可能的。因此疾病需要早知道、早发现、早预防、早治疗。

通过代偿和医疗，不管采用怎样的方式，病变软组织都不能回到最初的形态。尽管我们都不情愿，然而这就是客观事实。病人该怎样选择呢？是选择自己忍受（代偿）？或是加急去除症状？或是在医生的帮助下，去症、去病、去因（长治久安）？

在近30年的医生生涯里，至今笔者的就诊者们还是会去纠结症与病的问题，可见其具有普遍性，笔者认为其根结，在于看病的角度，其深度、广度深不可测，向天下的医生致敬！

六十五、颈梗

针刀医学的科学性帮助我们更深刻地认识了疾病。

我们首先认识到颈椎病了。

早在朱汉章教授在世时，就明确指出，现在的影像学指出的并不是颈椎病发生的原因。针对骨质增生的手术或椎间盘突出的手术并不能解决颈椎病的根本症状，复发率极高，不应作为颈椎病治疗的首选。

比如，椎体的骨质增生是由于力平衡失调，人体为了维持平衡而产生应力，颈椎的韧带硬化、钙化、骨化，这是人体的代偿。虽然在影像学资料上可以看到它，但是，这并不是疾病的本身，平衡失调才是引起这个增生的罪魁祸首。临床上针对增生的东西进行手术，是治标而不治本，导致人体重新代偿，最终陷入反复发作，不能治愈的恶性循环里。

椎体的椎间盘突出，也只是人体旋转拧力与旋转拧应力之间的矛盾，最后导致椎间盘先坏后突出。我们经常说的压迫神经血管，其实都只是美丽的谎言。其事实真相是周围的软组织在矛盾力的影响下，逐渐增生变厚，在其中穿行的神经血管，渐渐失去了活动的空间，而导致的能量的衰竭。当有血液或电流、气流通行的时候，出现了通而不畅，太过不及，进而出现临床症状：供血不足则出现头晕，神经传导不利则出现疼麻等一系列临床症状。

朱汉章教授一针见血地指出：神经的压迫机制不存在，神经被软组织粘连是临床产生症状的真相！

因此颈椎的这个病理机制，可概括为两点：软组织增生代偿占据了神经血管的通路以及持续的不正常的拉力、张力、压力。

治疗不是去找任何的偏歪、增生物等这些可以看到的所谓的"病"，而是去找到颈椎增生的，影响颈椎灵活性的不正常力。进行针刀的切割以打掉稳定性，恢复灵活性而解决平衡的问题。进而释放掉人体维持平衡的代偿力或应力。第一，释放应力缓解临床症状；第二，打掉代偿，使人体获得更多的自主正能量。通过一打一补，小针刀疗法显现出神奇疗效。之所以取效原因在于针刀医生透彻地了解了颈椎病的里里外外以及症、病、影像、因。

我们给颈椎病起一个名字叫"颈梗"。

我们都知道脑梗死，是脑缺血，脑血管堵塞，脑神经出现断电，与之相连的神经失去了控制，临床表现是半身不遂，口眼歪斜，语言不利。

如果不想出现脑部梗死的话，请关注"颈梗"。

六十六、"五十肩"

五十肩又叫"冻僵肩"，是50岁左右得的病。

症状是肩关节周围疼痛，一个或多个动作不能完成，影响日常生活和工作甚至休息。我们经常把它和肩周炎混为一谈。就像感冒发热和肺炎发热，虽然都有发热的症状，但是前者通过休息、多喝水就会好转，而后者就需要治疗，延误治疗甚至有生命危险。

肩周炎就像感冒发热一样，是局部发生了软组织的粘连、挛缩、堵塞、结疤。当我们运动手臂的时候，会产生牵拉疼痛。这时，采用针刀或其他的治疗方法进行治疗，如果治疗得当，会很快治愈的。就是不治，通过休息和动作练习，也会很快恢复正常。

而"五十肩"则不同，它的发病机制非常复杂，临床上谁碰到谁头疼。为什么这样说呢？

以下我们详细讲讲"五十肩"。

发病年龄：50岁左右，有的可能到69岁，年轻的40多岁。

症状：肩关节活动受限，疼痛，尤以夜间疼痛为甚，疼痛难以缓解。

既往史：或有高血压、高血脂、糖尿病，或有脑梗死、外伤、手术、骨折的既往史。

病理机制：一个疾病，有单一的病因和复杂的病因，肩周炎的病因比较简单，就是软组织的粘连；而"五十肩"则有复杂的病因。

其一，由于50岁左右，人的大脑开始萎缩，人体发电厂能力下降。而我们的机体还没有老化到可以适应低能量的正常运转。这是一段比较尴尬的岁月，一方面，机体的能量需求还是壮年的状态，而大脑的发电能力多多少少开始下降，就会有一些地方出现能量短缺的情况。肩关节周围所需要的能量一旦短缺，就会导致神经不自如，出现心有余而力不足，出现严重的代偿、增生，以至于最后出现活动不利。

其二，我们在前文阐述了"颈梗"，使很多人认识到了颈椎慢性劳损所带来的危害。增生、硬化，稳定性增加，灵活性降低，从颈椎下来的臂丛神经活动空间不够，电流减低，导致肩关节代偿损害，最后伸展不利。

其三，我们经常可以看到"少年老成"，含胸塌背，这个姿势说明颈椎的代偿波及了上段胸椎。胸椎的代偿照样是稳定性增加，灵活性降低，胸椎周围的软组织一样不那么灵活了。肩胛骨的外上段构成肩关节的重要组成部分，肩胛骨周围的冈上肌、冈下肌、大小菱形肌、大小圆肌、肩胛提肌、斜方肌、背阔肌都会出现增生、代偿、增厚，失去灵活，最后给我们的临床治疗制造了非常大的麻烦。

其四，这个年龄段，是我们所有组织器官开始走下坡的阶段，但我们自己都还没有做好准备，强力代偿，是几乎我们所有人都要直接面对的。代偿能力强大的，可能到接近60岁的时候犯病。代偿能力差的，40多岁可能就犯病了。

其五，这时候，对于突然到来的疾病，许多人并没有做好准备。殊不知，我们已经到了代偿和失代偿（疾病）的边缘了。因此，当"五十肩"突然来袭的时候，还简单地以为是单一的"肩周炎"。殊不知治疗的过程，痛苦又无奈，漫长而曲折。

笔者在河南省省立医院，曾碰到过这种病人。病人抱着不能活动的胳膊，痛苦不堪，旁人代诉，病人3天不能卧床睡觉。我们明确地告诉病人，是"颈梗"——颈椎病引起的。病人却一口咬定，就是肩周炎。笔者真是无语！怎么解释，病人都不相信。还有一位病人，肩痛1年，跑遍了郑州的大小医院，什么埋线、臭氧、针刺、艾灸、手法等全部治疗过，最后"一点效果都没有"，自己"缴械投降"，慢慢待愈。

那么，治疗"五十肩"有没有好的办法呢？有好办法。简述如下。

针刀治疗思路：我们把颈椎稳定性打破，恢复一定的灵活性，使臂丛神经传导顺畅，在局部松解三角肌、冈上肌止腱、喙突的内侧缘。

针刀治疗颈椎的治疗点：①上项线；②项韧带；③斜角肌。

预后：让病人自我活动，做动作，如大鹏展翅、抬头挺胸，改变久坐久站久卧的不良姿势和习惯，积极采用中医中药治疗慢性内科病，恢复既快又良。

病例分享：一外地病人，右肩疼痛3个月，不能伸向后背。在当地治疗没有效果，于年前前往河南省省立医院疼痛科住院。2个星期，做4次中医针刀治疗，加上其他辅助治疗手段。最后，病人的手基本上能够自由活动，2周后临床治愈出院，病人满意。

这个病例显示出中医针刀治疗这种病的强大的作用。

最后有一点要注意的是，心脏病会放射到左肩疼，胆囊炎放射到右肩疼，还有肺癌也会牵涉到肩疼的症状，因此，对待"五十肩"，不能麻痹大意。

从"颈梗"到"五十肩"，如果你还在为此苦恼的话，请认真阅读以上文字。

六十七、你会看病吗

由于时代的发展，我们已经发现了许许多多的疾病以及治疗方法和药物。从抗生素的发现，到现在换器官、换关节……但是仍然有许多疾病靠现在的手段解决不了，这是一个不争的事实。即使是同样一个病，由于疾病的人体环境不一样，照样有的好得快，有的好得慢，有的控制不住，产生了医患都不想发生的结果。

西医讲：有时是治愈，时常是帮助，总是在安慰。

中医讲：医亦难矣，汝将谨识之。

还有一句话现在比较流行：西医让你明明白白地死，中医让你糊里糊涂地活。

就目前的形势来看，在以后一个漫长的阶段，这种情况将持续地存在。作为医者和病人，树立正确的认识是非常重要的！

病人要知道自己和医生的区别，必须知道几个概念。

要知道中医医生和西医医生说法不一样。当存在迷惑时，就必须知道中医和西医看问题的角度有根本上的区别。

下面我们做具体的分析。

症，就是症状，是病人的第一感觉。当我们身体产生了活动障碍（内在或外在），就是产生了"疾病"，"疾"在外，"病"在内。病人就去看内科或外科，找到医生，做检查，诊断为某种病，然后进入治疗阶段。这时就有可能出现第一个交流沟通的问题——病人的症状和医生治疗的疾病。对待同样的问题，因看的角度不一样，会产生第一个分歧。病人总是会催问医生，我的病（症状）咋还没好呢？医生会说：病好需要一个过程，这时他指的是"病"而不是"症"。病人追问：我的"病"什么时候会好啊？这时病人已经意识到病和症的不同，医生会说，我会尽力而为。这时医患的沟通才会告一段落。同样一个症，不一定全是一个病。即使是同样一个病，也会因人体体质的不同，而恢复的快慢也不同。反过来讲，即使是一个病所产生出来的症状，这个病的治疗点位不同，临床也会出现差别。比如，发热，治了"叶"，会好的人，有。治了"枝杈"，好了，也有。治了"树干"，好了，有。治了"根"，才好的，也有。有时，掘地三尺，浇水施肥，还要等春暖花开，才好的，也有。最后，移花接木又复活的，也有，这样恐怕就得一两年以后了。最不愿意看到的，都尽力了，也没有活过来的。

病，是随着科技的发展而不断发展的东西。比如，因细菌的发现，定义出现了炎症类疾病。因病毒的发现，定义了传染病、流行病。梅毒、淋病、艾滋病随之出现。有些攻克了，大部分还在摸索中。以前我们知道阿是穴，循经治疗疾病。现在我们知道了颈椎病、腰椎间盘突出、骨质增生等。还有个问题值得大家关注，就是很多情况下，症状和影像并不存在必然的联系！在内在外都有这种情况，屡见不鲜。人体需要的是一个平衡。杀了细菌可以治好病，一旦过了，产生菌群失调，导致真菌的生长不可遏制，而治疗真菌又没有更精确的针对性，从而导致衍生的疾病缠绵难愈，是医之过？是患之过？医生是慢慢治病，把握程度。病人是紧急治病（其实是治疗症状）。这样，杀伐太过，成为临床普遍的现象。外科尤为明显，比如腰椎间盘突出，是人体退化的表现，是不能够逆转的。临床上有突出没症状者比比皆是。那为什么一有症状，就责之于椎间盘，不惜一切痛下"杀招"呢？有椎间盘突出并不一定有椎间盘病。没有椎间盘突出，腰腿疼一个都不会少，这里面的"症"和"病"，是病人知道呢？还是医生知道？

医生这个角色，目前分两大派——中医、西医。我们分析一下：西医，基本在看病，有什么东西就有什么病，最后以铲除作为结束。但是，前面说了，医学前进的步伐远远赶不上疾病的发展速度。看了一个病，出来一大批坏病。从而导致一大批小动物成为人类研究药物的牺牲品，永无休止……中医看症（辨证审因），把病在某个过程中所表现出来的症状集合起来。通过辨证，找到气血的原因进行调理。大部分可以将症状安抚下来，但是令中医纠结的是，复发率居高不下。

从上面的分析，我们看到，看病会"过"，看症又"不及"。作为病人，我们该怎么看病呢？

中西医能不能汇通呢？记得在清末民国初有一代名家张锡纯，开创了中西汇通的先河。恩师朱汉章创立针刀医学，更是把中西医的理论融合在一起，打造了中国第一把小针刀，使它名扬海内外。多少有识之士，盛赞针刀医学的辨因论治的可行性。通过症看病，通过病认识症，无论是医生，还是病人，都会碰到困难。只有携手，才能共赢！

六十八、针刀在手，愿力在心

中华中医药学会2017年针刀年会在郑州胜利闭幕了。从会议前3天开始忙碌，一直持续了1周的时间。大会上来自全国的针刀大家，各释针意，无数种理念和思路撞击在一起，使人受益匪浅。

谈症、病、因：

病人有症状，就去看医生（看病），症状比如发热、疼痛。什么病呢？通过医生的诊查，基本上确定是什么病。是扁桃体炎，还是肺炎？是由于风湿引起的疼痛，还是痛风引起的疼痛等？这就是病，然后治疗。什么是因呢？因，是针刀医学看到了病的背后原因，比如扁桃体肿大，是由于扁桃体腺管不通。针刀就可以使扁桃体变小，恢复调节人体免疫力的功能。而现在很多人只看病不看因，把扁桃体一切了之。以前没有针刀医学，现在有了这门医学，对医生和病人来讲，就多了一个选择——对因治疗。

谈保守疗法与开刀：

这次大会，笔者的发言题目就叫"针与刀"。许多人问针灸和针刀的区别。关于这个问题，区别关键就在于"刀"。刀的确是可以改变人体结构。简单地说，"改穴""改经"，这是针灸做不到的。我们的人体运转了半辈子，很多经络穴位老化不堪，就像一座城市，需要改造。但是谁去改造我们的人体呢？靠一般的"中医"？不行，靠"西医"？也不行。针刀看似谁都没有切，就像旧城改造，不伤筋动骨。人体这个"城市"突然由"三线城市"跃居"一线城市"了。不但病没了，整个城市焕然一新。但是，不要全指望医生。医生是运筹帷幄的战略家和战术的应用者。城市的建设还要靠你自己完成。虽然困难重重，但是要坚定信念。这时的医生，刀在手，意在心。为什么这么说呢？

作为一个人来讲，健康是个大问题。找到人体"4S"修理厂，若修不好没关系，很多人担心的是，千万别把我修坏了。

另外，一个新工具的使用，若疗法不佳，往往并不是技术的问题，是人的惯性思维导致临床的困难重重。临床医者光有一颗善良的心是远远不够的，还需要患者的全力配合。每打掉一个"碉堡"，一个是需要患者自己修复，另外还要修得更好，这都需要付出很大的能量（时间和金钱，身体的疼和心里的痛）。这跟"去掉""换"的概念不一样。这是在原来废旧不堪的道路上，重新靠病人自己开一条崭新的健康之路。在临床中笔者总是在苦口婆心地讲述。有的病人能坚持下去，但是大多数的不能够坚持治疗到底。笔者常想：医生应当葆有一颗真诚善良的心，二是当苦练技术，让病人身体付出最小的代价，获得最大的收益。

愿你我共勉。

六十九、筋和神经的关系

临床上碰到好多就诊者分不清楚一些医学概念。中国有句老话：名正言顺。弄清楚这些概念，对我们正确认识人体结构，生理病理，都有好处。因此，这一节我们讲一讲筋和神经。

在西医未进入中国以前，我们看到的只有筋。在中国人的概念里，筋有病经常是"筋痹""骨痹""伤筋动骨"。治疗学里面称这个病理为"筋出槽，骨错缝"。其症状在颈部叫"落枕"，在腰部叫"岔气"，在肩部叫"漏肩风"，在腿部叫"别筋"，在膝部叫"鹤膝风"等。从这里面我们可以看到，这些症状都没有提到神经。是我们祖先没有看到？还是没有认识到？

答案是否定的。

我们来分析一下：中医看问题，是先看用，再看体。看到肝脏，便想到树木。肝的作用，藏血，主疏泄，性喜条达。肝主筋，开窍于目，其华在爪，在五味主酸，在五情主怒，在五志主魂。这个藏象学说，体现了中医的哲学思想。这样叙述有好处，就是，将肝的功能一网打尽，缺点就是，理解起来不那么直观。

而神经却是显而易见的——

神经与筋是什么样的关系？

◎**神经**

神经分为中枢神经和周围神经。大脑和脊髓神经，分别称为高级中枢和低级中枢，都由骨性组织包裹，以显示中枢的地位和重要性。周围神经包括四肢运动感觉神经和内脏感觉运动神经。前者基本上是处于被支配地位的神经，后者大部分是不受大脑支配的神经，其中内脏感觉神经非常迟钝。这也符合了我们经常的说法，疼痛的敏感性是越到体表越敏感，越到四肢末端越敏感。反过来，内脏受到"欺负"往往并不是以疼痛的形式表现出来，而是表现为功能失常和指标的超常。中医叫太过和不及。我们顺着这个思路往下看，在脊髓这个中枢里面会发出交感神经。交感神经的主要作用是兴奋。交感神经后支发出内脏兴奋神经——植物神经。我们临床上常说的"植物神经紊乱"就是出于此。有兴奋就会有抑制，后者由副交感神经支配。副交感神经并不和交感神经同源，它的发出地在交感神经的上下两头。上面在脑干，下面在脊髓的末端骶骨段。它们共同对交感神经的过度兴奋起抑制的作用。在中医里面讲，就是一对阴阳。当然，脊髓发出的神经根并不只是植物神经中交感这一支，四肢的臂丛神经、坐骨神经等都发自于脊髓。也就是说，我们四肢的运动和感觉神经，大部分发自脊髓。事实上，神经系统的发现是建立在人体解剖的基础上，有理有据，是颠扑不破的真理。但是，人体的复杂性，单靠对神经的认识是远远不够的，比如幻肢痛。这是临床一个奇特的发现，就是不论何种原因，即使病人的下肢被手术锯掉了，但是，多年过去后，病人还会感到下肢的疼痛。但是，下肢并没有真实地存在。换句话说，那里没有神经啊！

◎筋

筋，下面是一个肉和一个力组成，是人体带力的肉类组织。

从中医的发展历程，大家都知道，以前的古人写书论述条件跟现代的条件相比，一个在地下，一个在天上。《易经》时代就没有文字，在绳的上面打个结来记录日子。后来，在骨头上做记号，我们称之为"甲骨文"。这个"筋"就这样流传下来了。中华民族基于自身的哲学理念，对"体"的重视程度远远没有对"用"的重视程度高。比如五脏六腑和其他人体结构我们祖先早就知道了。但中医跟西医的认识有差别。拿心脏来说，西医认为，心脏的作用就是人体血液循环的来源，是人体的发动机。而中医的看法就不一样，说心为君主之官，神明出焉。心主血脉，七情主"喜"，五味主"苦"，开窍于舌。赤、夏、暑、长、汗、南、面（容颜）与之对应，五行属火。其实是把"天人合一"发挥得淋漓尽致了。

人体除了骨，就是血肉之躯了。笔者认为，血肉的框架都是筋，我们现在称之为软组织。那么，什么是筋呢？血管的收缩舒张——是筋，神经的逃逸现象——是筋，肌肉运动，肌肉内部的白色的线以及肌肉和肌肉之间膜里面的线——是筋，韧带，白色的粗结缔组织——是筋，骨外的骨膜上面的神经血管——老祖宗也叫它"筋"。现在常说的浅筋膜、深筋膜——当然也是"筋"。那么可不可以这样说，凡是可以运动的软组织都是"筋"呢？换句话说，升降开合吐纳，都是筋在起作用了？答案是肯定的。

我们甚至可以从"口"的开合纳食联想到细胞的吐纳，细胞膜的开合，这也是

"筋"。抛开现有的学到的知识，发挥古人的学术思想，可以从中找到多少宝藏啊！

"拉筋"的"筋"是不是不一样啊？"拉筋"的"筋"，只是狭义的"筋"，指的是我们现在解剖学里面的"韧带"。只是一部分管升降功能的组织，跟神经一样，是在"筋"的范畴里面。因此，我们要适时地改变自己固有的观念。人的病态是细胞的问题引起的。细胞的问题是"筋"的问题，就像给一个病情很重的病人吃高级营养补品一样，作用很小。这是因为，病人难以吸收了。不吸收是因为局部微循环障碍。局部微循环障碍是"筋"出毛病了，营养排泄出现了问题。我们再引申，想象有一个极其细微的，肉眼看不见的"小针刀"，扎到细胞膜的上面，使细胞"打破、重建、重塑"，"破体以致用"，完善细胞的"开合吐纳"。在人体强大的自我修复功能下，血糖转运功能恢复正常，"糖尿病"这个大难题得到彻底的"解决"。这能不说是人类的"福音"吗？

总结："神经"是"筋"，可"筋"不只是"神经"，弄清楚"筋"，才能干大事。

最后，就是为什么我们在临床上总是跟病人讲神经呢？只不过是因其"直观"。神经是由筋包绕的（神经鞘膜）。归根结底神经也是"筋"，是比较特殊的一类，重要的一类。而大家现阶段都是"文化人"，相信"科学"的、更直观的东西。仅此而已。

七十、中医对筋的认识

我们经常讲的经络，跟筋是什么关系呢？

筋是人体的网状结构，分内筋外筋，是人体的"体"。

经络，可以理解为"筋象"。就像心，西医叫它心脏，中医叫它心藏象。

经络可以理解为人体网状结构的功能——"网象"，它的功能就是往人体各个系统输送营养，同时，将人体代谢垃圾带走。

经络就是"网象"，其体是各种线型的网络，其用就是传送人体信息和能量，有神经的作用，有循环的作用，加上"无线网络"——信号传递，"全息和系统""个性和统一"，形成了人体这个庞大系统的"电生理"。

谨此我们讲一讲其中的12条经络，也就是12条电生理线路、12条网线。我们讲的这些网线，传递的信号，不仅仅是神经和循环，还会传递无线信号，就像手机和频率波段。

手三阳、手三阴、足三阳、足三阴，这12条主线路。

三阴的排列顺序——太阴、厥阴、少阴。

三阳的排列顺序——阳明、少阳、太阳。

12条经络的名字——手太阴肺经、手厥阴心包经、手少阴心经；手阳明大肠经、手少阳三焦经、手太阳小肠经；足太阴脾经、足厥阴肝经、足少阴肾经；足阳明胃经、足少阳胆经、足太阳膀胱经。

在人体循环次序：手太阴肺经——手阳明大肠经——足阳明胃经——足太阴脾经——手少阴心经——手太阳小肠经——足太阳膀胱经——足少阴肾经——手厥阴心包经——手少阳三焦经——足少阳胆经——足厥阴肝经——手太阴肺经。这是一个循环，从肺经开始，转一圈又回到肺经。

头为诸阳之会：胸——手——头——足——胸，内联脏腑，外络肢节。

肺和大肠相表里，肺属五脏，大肠属六腑，脏阴是体，腑阳是用。临床上有一个治法叫"提壶揭盖"，意思是，大肠不通，用治疗肺的方法，肺一透气，大便就通了，是不是很神奇？

我们再看看这些传输顺序，肺好——大肠就好——大肠好，胃就好——胃好，脾就好——脾好，心就好——心好，小肠就好——小肠好，膀胱就好——膀胱好，肾就好——肾好，心包就好——心包好，三焦就好——三焦好，胆就好——胆好，肝就好——肝好，肺才好。

比如，脾好，心才好，这个接力棒是不是很有现实意义？脾气好，心脏病通常不易患。其他依此类推，爱钻研的朋友演绎演绎吧？

解释一下心包和三焦：五脏离六经差一个，古人认为心为君主之官，一定要加强保卫，所以加一个心包经。心是非常受重视的一个脏器。六腑怎么有个三焦呢？我们知道，大肠、胃、小肠、膀胱、胆这五腑基本上在膈肌以下，这不符合上下透气的道理，所以三焦统领人体上中下，心包带动心脏循行周身，这一对是不是刚刚好？

七十一、筋和骨的关系

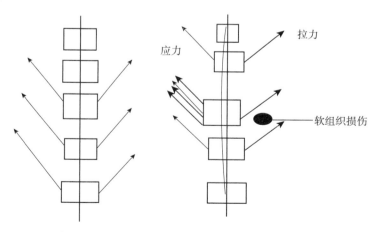

拉力和应力的关系，一旦软组织损伤，就会导致
失衡，而出现椎间盘的损坏和骨质增生

人体筋和骨的关系，是硬的怕软的关系。看上图，我们人体的活动，是一个生长

壮老已的过程。动是永恒的旋律，我们工作、学习、生活都离不开"动"。硬骨头是个散架，软组织把它们连起来。就像建筑物，钢筋是最硬的，但是钢筋不是建筑物的全部，水土混成的泥虽然没有钢筋硬，但是，却是完成建筑物的基本材料。

因此，骨怕筋是一个现实的问题——

骨怕筋死，筋一旦死了，骨也就失去了作用。

骨怕筋活，筋太活跃，骨就将筋攒住，以维持骨的稳定性。

筋给骨以生命，骨给筋以支持和稳定。

筋在外属阳，骨在内属阴。

筋主动，骨主静。

打断骨头连着筋，骨肉相连，都是讲的这个道理。

阳在外，阴之使也，阴在内，阳之守也。

阴阳平衡，也是骨肉之间关系的核心。

筋主动，骨被动。动过度，骨受伤，在骨周围的那个方向的韧带就会硬化、钙化、骨化，增加稳定性，控制动的功能。如果筋再像以前那么动，就会导致筋受伤。这叫阴阳互害。

害上加害，就像上图那样，椎体被拉变形。在里面穿行的神经血管就会受到挤压，就会出现神经症状。我们有时觉得消化功能或精神不好，可能就与椎体和软组织打架，导致椎体移位，支配内脏的神经受到遏制造成的结果，以及内脏运动神经、交感神经等受到挤压有直接的关系。

筋和骨这一对阴阳，在人体里面是一对重要的平衡关系，我们到了一定年龄，就要"知天命"，就不能再像年轻人一样，想干嘛干嘛。要不伤了筋，动了骨，要不骨头就直接"骨折了"。

筋在人活的时候最厉害，骨在人死了以后最厉害。

在筋活跃的时候，就会产生骨质增生。

骨质增生到老的时候，拒不还钱（钙）。若筋不变软，不给骨头还钙，骨头就会变得骨质疏松。

七十二、脑瘫和脑梗死

大脑是人体的司令部，中医叫"神"，西医判断人体的死亡以此为准。我们经常会问自己，我是谁? 我从哪里来?

中医讲：精化气，气成形。

先天禀赋于父母，我从父母"气"那里成了形。大脑先发育，十月后呱呱坠地，成了人形。后天因为教化的不同，形成了有"个性"的自己，完成自己的历史使命。

所以我们是先有"神"，再有气，再有精，产生下一轮的循环。

在后天，"精气神"慢慢退缩。先形成的地方，也先退缩。大脑就是没病，也会慢慢熄灭"神"的火焰。

唯一不同的是，城市可以存在几千年，而人只能有百年之期。

脑瘫，是怕长大后留残疾。

脑梗死，是怕生命在延长，生活不能自理。

大脑这么重要，我们怎么正确地认识它们呢？

大脑有几十个功能区，先天"神不足"或是受到一些外伤，就会导致以后某个地方发育迟缓，或者是"语言"，或者是"动作"，或者是"感觉"等。脑瘫不是指整个的"瘫痪"，而是大脑的某一个或多个功能区域发育上出现了障碍。随着年龄的增长，有些不足的地方，接二连三，跟上了"大部队"的节奏，后来长大成人，也没有什么后遗症。假如，大脑功能发育区某个区域从先期的道路不通，到后来发育阶段，也没有打通这个区域的道路，就形成语言、肢体、意识的永久性障碍，形成残障，留下人生的遗憾。

随着年龄的增长，人生从夏季走入了秋季或冬季，"神"萎缩。由于血管的硬化、有效腔隙变小，再加上血液循环缓慢，瘀血凝集堵塞脑部的血管，导致大脑某个区域突然断"养"，而失去功能，我们叫它"中风"，西医叫"脑梗死"。

脑梗死三大后遗症：第一，语言不利；第二，半身不遂；第三，口眼歪斜。

脑梗死很多没有生命危险，但是遗留的症状非常麻烦，不好去除。

不论现在的针灸，还是针刀，对这个病都有较独特的认识，以及比较好的治疗手段。我们现在叫康复，是没办法的办法。

牛津大学正在做一项针灸实验，通过现代化的仪器，检测在人体不同的穴位刺激，在大脑的各个区域的成像图。这个研究具有划时代的意义：首先证实中医的"经络"是存在的。其次，这些穴位，是可以让大脑有所变化的。我们早就知道，穴位就像开关，一个开关管一个地方。就像屋里的电灯开关，一个开关管一个房间。还会通过调谐旋钮，让灯光发光的程度适合人体的眼睛和感觉。

分析：这项实验一旦成功（量化），对以后针灸的发展无疑是革命性的。40多年来，针刀医学对中医贡献非常巨大。针刀具有"针"和"刀"双重的作用。针刀对穴位的处理，除了"针灸"的刺激效应以外，又多了一个"松解和剥离"的作用。

比如：脑瘫，是大脑某个部位先天不发育或发育迟缓，针灸当然可以通过穴位的刺激达到效果。现在，又加上了一个"针刀"，在早期发育不好的人体上，"打破——重建——重塑"，一旦成型，这条经脉或"穴位"是人为"生生"打造出来的，我们叫它"重建穴位"。随着穴位的成形，功能恢复，大脑就会得到穴位上发出的信号，不断生长发育，最终使大脑发育达到完全同步。

我们再来看看脑梗死。在梗以前，就有微循环出现问题，肝的问题，筋的问题，稳定性增加，灵活性降低。而针刀医学的"平衡"观念，将在这方面起到越来越大的作用。

七十三、你的脖子响吗

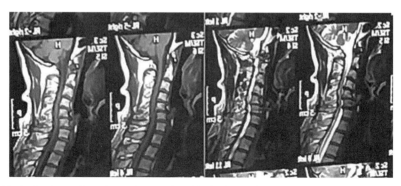

脖子为什么会响？响了怎么办？对人体会有影响吗？

这一期我们详细谈谈这个问题。

前面讲了骨与筋的关系，我们从上图的MRI颈椎片中也可以看到，颈椎是由椎体、棘突、横突、关节突、韧带、肌肉、结缔组织、椎间盘（纤维环、透明软骨板、髓核）组成，是一个有机的整体。里面穿行着重要的神经和血管，是人体神经血管线路最密集的部位。响声从哪里来呢？

随着颈椎的老化，韧带开始慢慢变硬，椎间盘开始变坏突出。在这个过程中，人体自我的修复能力和平衡能力，使我们的颈椎越来越稳定，韧带越来越硬，也就是我们常说的稳定性增加，灵活性降低。其实是韧带变得硬化了，就像橡皮筋，刚买的时候，弹性很好。慢慢老化以后，就会变得拉不开、缩不回去。橡皮筋老了就换了，人体颈椎的韧带老化了只有再老化——平衡——稳定性增加，灵活性降低。里面的神经血管也随之稳定性增加，灵活性降低。神经传导不利，血液循环不畅，气流水流受阻，出现临床症状。

以上谈的就是颈椎的生理和病理，为什么会响？且听下面分解。

颈椎有7块椎体。椎体的联系先靠小筋拧住。上下椎体连接，颈椎和头连接，颈椎和下部椎体连接，这些都靠大筋相系。砸断骨头连着筋。因为颈椎是活动度大，稳定性差，小关节多，筋多，因此，当颈椎老化的时候，就会产生响声。原来不响，是因为筋是软的。后来响，这时候就表示皮筋老化，筋拉不动、缩不回，就会听到"嘎嘣嘎嘣"的响声了。

到了这时候，筋变硬、皮变硬、血管变硬、神经变硬，一系列的变化，使人的颈椎稳定性增加，灵活性降低。这些改变对穿行其间的众多神经血管来讲，不啻是一个灾难，并且这个灾难是一个恶性循环：一方面是里面灵活性减低导致瘀积增多，瘀积增多又导致神经血管运行不畅的程度加大。再一方面，脖子不会再长粗（房子可以换大的，人体的脖子不能换），这个灾难一直陪到人体的死亡。

怎么办？从三方面着手：

第一，改变不良习惯。

第二，积极锻炼身体。

第三，采用针刀治疗，让针刀像梳子一样去梳理里面的"千千结"。

补充：颈椎筋多，在人体五行五脏配属中，肝主筋。筋硬，反映的是肝的功能差。并不是说这时候就是肝硬化了，会怎么怎么样了。但是，从治未病的角度，少发脾气，心情舒畅，是防止恶性循环加剧的重要措施之一。

七十四、屁股疼的真相

人体有个地方，有不同的叫法。

老百姓叫屁股。

文学上、医学上叫臀。

不同的科叫法也不同：

骨科叫腰椎间盘突出症。

神经外科叫坐骨神经疼。

中医叫筋出槽、骨错缝。

关节置换科叫股骨头坏死。

类风湿科叫骶髂关节炎。

风湿科叫神经炎。

一个地方怎么会有这么多的病？请听笔者慢慢道来。

这个地方有什么东西？

首先说硬的：骨盆和股骨近端包括髋关节（髋臼，股骨头），骶髂关节（骶骨和髂骨的连接），耻骨，坐骨，大转子，小转子，髂前上棘，髂后上棘。

再来看看软组织：

1.肌肉：臀大肌，臀中肌，臀小肌（由于是秉持科普的主题思想，不再将各种小肌一一叙述）。

2.神经：坐骨神经为主，股神经、盆腔神经有牵连。

3.血管：后面基本没有大的动脉血管。

4.经络：足太阳膀胱经，足少阳胆经，足阳明胃经。

有什么东西就会有什么样的病，没有什么东西就没有这方面的病。

但这是一个整体，针刀医学讲究力平衡（骨）、动态平衡（软）、电生理线路平衡（能量），它们存在于一个空间和时间，在动与静的平衡作用的过程中，互相影响，互相代偿，互相配合。

……

对！不平衡就会出现代偿。超过人体的代偿，症状就会出现。人体再平衡，以失去一点灵活性作为代价，到达一个新的平衡层面，症状就没有了（损失了一部分组织的功能和形状，比如椎间盘坏了一点）。这样，如果长期代偿、失代偿、再代偿、再失代偿，总会出现有一个阶段人体不能承受（调节平衡，消耗了太多的人力和物力），而出现临床上称为"疾病"的状态。

……

言归正传，屁股疼，臀部疼，一侧胯疼，是压住神经了。

压住坐骨神经了。大部分的坐骨神经疼是腰椎间盘突出引起的！

腰椎间盘是先坏后突出。

上症是因旋转的拧力导致盘内压高，新陈代谢出现障碍。

如果不解除这个力，这个病将反复，难以治愈（第一次犯病轻，越犯越重）。

聚焦这个罪魁祸首，将有利于找出和解决掉屁股疼的真相。

……

谁有那么大的力量？我们叫力与力臂。我们弯腰，腰部拉得最长，最先受力的是体表的棘上韧带。但前提是这条"筋"不能受伤！受伤就会"撕裂、渗出、聚合修复，恢复一定的功能"。久而久之，形成劳损。反复的损伤，"粘连、挛缩、堵塞、结疤"，使棘上韧带（腰骶段），"长筋变短"。外紧内紧，使圆形的上下椎体开始了"拧劲儿"。

……

呜呼！能看到这一步，几乎所有的问题都迎刃而解了。

针刀用前面细小的锋刃，使棘上韧带的结构改变，使短筋变长，恢复腰椎的动态平衡，进而逐渐恢复腰部的力平衡。最后，重新恢复腰椎的活力，就能解决几乎所有屁股疼的问题。

最后啰嗦一句，电影《冈仁波齐》说的是，去朝圣神山，明明有快的方式，电影主角却选择了最慢的方式，为什么？这就好比一个刚去高原的人，突然上那么高，容易出现高原反应，甚至要人命。而高原出生的孩子，却能健康活泼快乐地成长，一切都在其中了。快和慢，高和低……太过和不及。

七十五、破解屁股疼的难题

如果你比较系统地学习了针刀医学原理，这个问题就比较好理解了。为了让大家更好地理解，我们再一次深入地探讨一下。

先通俗地描述一下。

骨盆相当于人体上半部和下半部的枢纽。人们经常看到年纪大的人，走路蹒跚，亦步亦趋。导致以上情形的出现，当然有脑梗死的因素，但是腰椎的问题才是关键的问题。这时影像学MRI（磁共振）常常表现为椎管狭窄。

其实这时候，已经出现了两个大的原因。

第一个原因是大脑电力不够，无法顺利将指令下达到下肢，所以病人出现步履蹒跚。

第二个原因是腰椎椎间盘突出，神经根受压制，不能正确地指挥下肢协调、灵活地运动。

最后，我们顺藤摸瓜，或者摸瓜顺藤，反过来推，腰椎间盘突出压迫神经，引起坐骨神经疼，然后是麻，然后是瘫。瘫的前面是麻，是气血运行不畅出现了，不能到达下肢。再往前是疼的症状，疼是神经压迫的症状。我们经常看到的是腰椎间盘突出，叫腰椎间盘突出症。会出现屁股疼、胯疼、腿外侧神经疼等。一般临床根据影像和症状以及查体即可诊断。

1.腰不疼腿（胯）疼。

2.走路百米，骑车百里。

3.直腿抬高试验阳性。

4."4"字实验有时呈阳性。

注意上面提到的两个重点：第一个重点是大脑的萎缩，导致电力不够，能量下降，指挥不灵；第二个重点是腰部的稳定性增加，活动力减低（老腰、劳损、硬化）。也就是说，腰部出现了堵塞，神经根在行走的路径上被粘连，活动不利而出现症状，其中一个主要症状就是腰不疼，腿疼（或胯疼）。

我们从人体正反侧三个方向看，臀部的肌肉韧带几乎都附着在骨盆上，骨盆由耻骨联合、坐骨结节、髂骨翼组成，与腰椎的连接是骶骨和骶髂关节，上面就是我们找的事主——腰椎。

腰椎再往上连接胸椎、颈椎、颅骨（寰枕关节和寰枕筋膜）。当然，神经中枢脊髓和大脑通过延髓、脑干和大脑、小脑相连。

腰跟骨盆通过关节连接，骨盆和下肢通过关节连接。骨盆的里里外外布满了肌肉和韧带，代表着骨盆和上面腰椎和下肢的紧密关联性。

我们的日常行卧，都会使各部肌肉韧带形成一个固定的模式，慢慢老化。一旦做不合适的运动，就会拉伤。重建重组，就会劳损。劳损就会长筋变短、小筋变粗，影响正常行卧，出现动态平衡失调（一个动作不能够顺利完成）。

打通关节，就是打通腰骶部和髋关节的通道（稳定性和灵活性的统一）。

再一个，恢复腰椎的灵活性是重中之重，其原因有二。

一是腰椎里面有中枢神经（下肢的领导）。

二是腰椎灵活的密码我们找到了。

我们当然也可以在浩如烟海的肌肉韧带里面找到问题所在（骨盆里面的），但是，如果在网里面找到目，在目里面找到纲，化繁为简，化深为浅，化腐朽为神奇，难道不是一个进步吗？

针刀医学包括四大理论：①闭合性手术理论；②软组织生理病理学理论；③骨质增生病因学理论；④电生理线路理论。

小结：屁股疼，找上面，解决腰椎里面的压力和张力。

七十六、三伏来了

今天来了个病人，舌苔厚腻，伸手就让我把脉。该病人脉象显示上火下寒。然后笔者推断病人患有月经不调，腰疼。但病人却是来治疗面斑的。

面斑和上热下寒有什么关系呢？

按常理，面斑是由肝肾阴虚，阴虚火旺导致。这是辨证论治，书上都是这样说的。病人吃了一个多月中药，没有什么效果。遂来笔者处诊治。

笔者认为，对于面斑，不能一味地定位于阴虚火旺。此病人应定为上热下寒。

这样讲有什么依据？治疗效果会如何呢？

中医诊断学，其实分几个流派：八纲辨证，以阴阳气血寒热虚实表里辨证，是正确的。张仲景医圣创立的六经辨证，正确性毫无疑问。另外还有奇经八脉辨证、卫气营血辨证、三焦辨证、脏腑辨证等，经临床多年验证，都是正确的。再有金元四大家脾胃派、滋阴派、攻下派、寒凉派，再加上"温病"的叶天士、现代的"补阳派"等，从诊断到治疗都是正确的。我们临床上看中医会产生疑惑：为什么中医不像西医那么明确呢？

就像上面的病人，别的医生用常法诊断治疗，一点不错。但是中医有一个更大的体系——因天因地因人制宜。在治疗方面，医生有传统派，有家传，有自悟，有学院派，有民间派。各自从不同的角度诊断和治疗疾病，最后效果都是会有的。只是病人有时心里急，不能完全配合一个医生走到底，叫"有病乱投医"。当碰到不同的说法，不要先入为主，听医生讲完道理。一个人有病还要会看病，这个也是学问。

这个病人很认真地听完笔者所讲的，于是治疗就简单多了。

笔者说：上面有火，就是肝火。肝火应该下降给肾，温暖肾水，肾水升腾向上，维持消化系统、呼吸系统的正常工作。肝气郁结，影响肝的疏泄功能，导致月经不调，肝阳化火，只升不降，导致肾水寒凉，叫孤阴不长，孤阳不生。最后病人的状态就是上热下寒。

前面是一个状态，最后是一个结果，这时去滋补肝肾是对的。但是病人要求的是治疗面斑。这个症状已经持续了几年，仅靠一个月调理，没有什么效果。此时以自己养自己是一个好的办法，这就是理同法不同。

怎么去自己养自己呢？

把肝火引下来，肾水调上去！

用独活、肉桂、香附、佩兰、蒲公英调剂中焦，加连翘降浮火，中轴运转，势必将下面一团肾水搅活，进而肾水上沿，温煦中焦和上焦。因为水生木，木生火，火生土，土生金，金生水。进而肝主疏泄（月经）功能正常，肾水得温，形成良性循环，火降水上，面部得养，再加上针刀打通面神经通路，神经血液循环滋养于面，面部颜色转佳，面斑自然好消。

因为病人5年前曾在笔者这里治疗过腰疼，已经5年未犯。笔者调出病人病例如下：

2012年7月14日

颈部、肩周疼，腰肌劳损，腰酸疼4年。弯腰站立时间长、阴天下雨加重，患有风湿，有受凉史，针刀治疗1次，药酒1瓶，内服。

2012年7月23日

颈椎，肩周，腰椎，风湿，针刀治疗1次。

2012年8月1日

腰痛，针刀1次，药酒1瓶，内服。

分析：腰椎好了，但是颈椎又不好了，这次调理颈椎是正确的。再一个，人就像机器，不能等轮子跑丢了再去修理厂，平常就去保养才对。

说了一圈，笔者想让你们明白：你们是不是经常上火？是不是腰酸腿困、腿抽筋？是不是手脚发凉？是不是不会出汗或者是太容易出汗？……这些都是上热下寒的毛病啊？！

三伏天的热灸热敷，把腰烤的热热的，搅动一汪肾水，肾精上行，中气得足，神清气爽，这才是真正的人体保养，你们说对不对？

明天就是三伏第一天，找一家中医馆，去贴三伏贴吧！

七十七、颈椎间盘突出与肩痛

《道德经》："道可道，非常道；名可名，非常名。"

我们都在追求"道"，"道是什么"？是路，是经络，是可以规范的东西，是人们追求的目标，也可以叫它"科学"，可以复制，可以应用，可以是公理，可以重复，但是历史要用发展的眼光去看。

没有一成不变的东西。

《易经》——容易、不易、变易。

一切的道理，都是在一定的时间和一定的空间被大家认知的东西。脱离了时间和空间，或是在不同的时间和空间，道就是非常道，名也是非常名了。比如出土的"舞马衔杯"，是中国早先的"盛装舞步"，比西方早几百年。如果历史没有记录，西方和东方就认可了"盛装舞步"，而非"舞马衔杯"了。

言归正传，现在对颈椎病这个病名的定义，完全是西化的，分型也是西化的。最近某医院做一个颈椎病手术导致病人死亡。针刀治疗颈椎病有时也有在治疗中死亡的病例。颈椎病到底是什么？有那么可怕吗？

笔者早就说过，"颈椎病"要重新定义，我们接下来分析。

西医定义是"骨质增生""椎间盘突出"引起的神经血管的症状。

但这只是"果"，什么是"因"呢？

针刀医学讲：骨质增生是"力平衡失调"。"椎间盘突出"是"先坏后突出"。是怎么"坏"的？是因为韧带牵拉不平衡，椎间盘由压力、压应力造成椎体间隙变窄，椎间盘先膨出后突出。

不管以后怎么样，针刀医学目前是"道"。

症状是在力平衡失调的"因-果"的过程中，可以随时随地出现的状态。那么，就会出现两种情况。

第一，有症状，没有影像（影像表现不是很明显）。

第二，没症状，有影像（影像上有椎间盘突出）。

这样，是西医和中医看问题的角度不同出现的偏差。

我们原来都有一个共识，西医在河的下游，中医在河的上游和河道维持着河流的平安。

也就是说，有力不平衡就有了产生"症状"的基础，而不是非要到下游才会出现症状。

我们再来看看我们经常看到的肩痛：

有好治的，是在上游、中游。

不好治的，是在河的下游。

在中上游，人体代偿能力强大，可以得过且过。

在下游，人体代偿能力越来越有限了，就会出现有"症"不好治的情况。

读懂了上面的文章，那么"颈椎间盘突出"与"肩痛"的关系就容易明白了："肩痛"是一个症状，代偿能力强的时候，就好治。代偿能力差的时候，就不好治！神经（臂丛神经），"弄死"它不容易，让它复活更难。特别是在后期（年龄的关系、长期慢性病的关系等）。

七十八、椎间盘说

"我叫椎间盘，是人体脊椎的重要组成成分。

人体一共有26块椎骨：颈椎7个，胸椎12个，腰椎5个，加上骶椎1个，尾骨1个。我在它们一个一个之间就像一个软垫，起到缓冲的作用。另外，一个一个椎体之间的连接，也靠我们才能抓得牢靠，不至于过开过合。

那一共加起来应该有26个椎间盘才对，为什么只有23个兄弟姐妹呢？

首先，颈椎第一椎和颅骨的连接是靠寰枕关节和寰枕筋膜连接。第一椎和第二椎有两套韧带装置，一套是固定头颅，一套是固定下椎，因此，我就不赘述了。我从颈椎的第二椎、第三椎开始作为垫子和连接器发挥我的作用（26 – 2=24个）。

在椎体的另一端（下端），骶椎、尾椎之间也随着人类的进化，尾骨不再发挥作用。骶椎和尾椎就合在一起了，我这个椎间盘在这里就退化掉了。因此再减一个，我就是23个兄弟姐妹了。

颈2～3，颈3～4,颈4～5,颈5～6，颈6～7，颈7～胸1——6个。

胸1～2,胸2～3,胸3～4,胸4～5,胸5～6,胸6～7,胸7～8,胸8～9,胸9～10,胸10～11,胸11～12,胸12～腰1——12个。

腰1～2,腰2～3,腰3～4,腰4～5,腰5～骶1——5个。

人体在发育完成后，就要工作、生活和再学习。在这个过程中，行走坐卧，我就像火车头的车厢连接处，被动地被牵扯着、被撕咬着。一方面要保持人体的灵活性，一方面要保持人体的稳定性。

每天只有到夜深人静的时候，我才有机会舔舐着我的伤口，自己疗愈创伤。

如果不给我足够的时间，不给我足够的营养，我就会自己代偿——形成粘连、挛缩、堵塞、结疤，增加我自己的稳定性，而失去整条脊柱的灵活性。这真的不能怪我，是你们不给我机会修复啊。

一旦我变得不那么完整无缺，而你们还不注意，就会出现所谓的力平衡失调——椎体变歪。而你们不想让它歪，你就要用力去找平衡、稳持平衡。在这个过程中，你们会觉得没精神（维持平衡需要气力）。你们的精神被白白消耗掉了（是你们自己不注意造成的）。身体的灵活性降低，你们再去做想做的事情的时候，就会出现伤筋动骨的情况。

若损伤再进一步，你们查一下CT就会看到以下的情况。

这时，我的防线已经被突破，就像一个人，已经没有任何防护措施了。再次损伤，就会造成下面的情况——

椎间盘突出，进一步导致神经根的活性降低，引起周围神经疼痛的症状——在上肢会有肩痛、肘痛、手痛。在下肢会有屁股疼、胯疼、膝痛、脚痛。

如果这时你们还不注意保养，不去正规的医生那里看病，将会进一步导致更严重的情况——

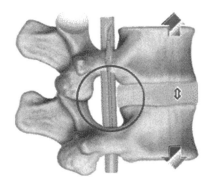

到这种地步，我的这个兄弟（姐妹）也基本上可以称作寿终正寝了。

我有23个兄弟姐妹，受力最大，的在颈部是颈3～4，颈4～5；在腰椎是腰3～4，腰4～5，腰5～骶1。这几个兄弟姐妹在人体损伤的时候，首当其冲。先坏、再突出、再牺牲，为了保护我们，它们生得伟大，死得光荣！

我对比过中国人和外国人的椎间盘，中国人40岁左右就开始坏了，而外国人要比我们晚十几二十年。

看来，中国这几十年的高速发展，付出的代价也很大啊！"

七十九、有一种体质叫上热下寒

"我不敢吃辣椒。

我不敢喝酒。

我舌苔厚，嘴苦。

……"

你是不是经常出现这种情况？你周围有这种情况的人是不是很多？

这就是我们这一节要谈及的内容——上热下寒的体质。

这种情况这么普遍，是什么原因呢？

中医的最高境界是"天人合一"，我们先看看"天"。

正常情况下，天是"天高云淡""晴空万里""天行健，君子以自强不息"，天的温度要比地的温度低，天是凉的。地呢？大家都知道地温，太阳照射到地上，地热的作用，使种子发芽，生长万物，"地势坤，君子以厚德载物"，天凉地热，是自然界的规律。

人生于天地之间，也要顺应天地的规律。

中国神话故事有：盘古开天辟地，头顶天，脚踏地。因此，人的头就是天，脚就

109

是地，头要凉，脚（腹）要热。

我们生活在地上，不管天气怎样变化，覆地载物、温暖生长万物的功能一刻也不停息。这叫"脾主运化"。同时，头一定不能发热。

虽然脾胃重要，但是却没有和"头脑"直接相系的关系。找人体的天地，一定要找跟天一样直接相系的东西——地。

在腹部，还有一个脏器，叫肾。肾主髓，髓通脑，通过脑脊液和大脑紧密相连。因此，就"天人合一"的人体而言，天应该就是"脑"，地应该就是"肾"。

天凉地热在人体就是脑凉肾热。

正常的体质应该是"上寒下热"。"上热下寒"是一种病态。

中医的藏象学说，是说心为火，肾为水。但是我们现在讲的脑和心有什么不同呢？古人其实已经知道大脑的重要性，但是"天"是没人敢动的，所以不提也罢，因此后来医书上都没有"脑"。只提心不提脑，黄帝也只能叫"天子"。

天地通，脑肾通。弄通这个道理，就知道上热下寒其实就是"天地否"，上寒下热就是"地天泰"。前者热在上，寒在下，就不好了。而后者下热上升，天凉下降，阴阳交流沟通，气象万千，万物生长、发育。

在什么情况下会出现"上热下寒"呢？

首先是中焦不通或通而不畅，导致地天的交流出现问题。

第二是肾虚，肾在"精气神"中主"精"。精虚，水不足。火力不够，不能上承，出现下寒，寒往下流。温煦之热不能上承，天凉不能下降，形成上热。

第三个原因：《黄帝内经》讲的七七、八八，也就是说女到49岁、男到64岁，就会出现肾精衰退的自然现象。

地热（已不够）不能正常上承，上凉下行。上去的不是正常的热，是虚火。因此，一旦吃什么都上火，上去的都是虚火，因此吃凉物是解决不了火的问题的。

综上所述，一言以蔽之，上热下寒的体质是"肾虚"，去火不行，补肾才是正道。在这中间，调理脾胃是正术。调理脾胃，佐以补肾是我们能够在临床应用的唯一正确的治疗方法。

八十、人体的水火既济

头为天，脚为地。

天凉地热，就像我们常说的"高处不胜寒"，越往上越冷。

头凉脚热。

我们经常看到山上的瀑布，清泉不断，是因为地热上升，带上去了水蒸气。到山上以后，碰到了凉气，形成了源源不断的水源。

这个在《易经》里面叫"山泽通气"。

我们身上的水分占了70%，水的重要性可想而知。

气跟水的关系最为密切。就像水遇热化气，水遇寒成痰。

我们人体身上最重要的水当属"脑脊液"。因为它是负责着神经中枢之间的循环——大脑和脊髓。

我们做人体麻醉的时候，往往会穿刺到蛛网膜，会有脑脊液流出来。这是一条人体最重要的"河流"，它无视地心引力的存在，上行至脑，下行至尾闾。在临床上我们有时候做骶管穿刺，也会刺到这条河流的河床。

不管是大脑这个高级中枢，还是脊髓这个低级中枢，都生存在这条河流的河道中间。

因为不是一条地平之路，是一条上下之路，所以就要有一股能量去推动。这个能量来源于先天——父母之精，后天靠脾胃之气的营养，在有限的时间里，生生不息。

这个情况在《易经》里面跟"山泽通气"相类似。都说养生的最高境界是"天人合一"。当我们理解了"山泽通气"，就理解了人体养生的最大的法则。

肾就是地热，头就是天凉，脑脊液是联系的纽带。

"腰酸、背疼、腿抽筋"，这是人体衰老的常见症状，我们临床经常说的"劳损"，以前都说是因"缺钙"引起。随着时代的发展，渐渐内涵有了更新和发展，对之也有了更新的认识。我们以前讲了"骨质疏松"和"骨质增生"。从"钙"在硬组织和软组织之间的转化中，人们认识到缺钙补钙的缺陷。软组织变硬，导致骨里面"钙"的流失。罪魁祸首是"劳损"，从而导致灵活性降低，稳定性增加。"劳损"的问题是筋变硬，身体一步一步走向老化，一个局部一个局部失去灵活性，最后，大脑失去灵活性而走向衰亡。

欲解决劳损，就要解决"稳定性"的根本问题。因"动态平衡失调""力平衡失调"，必须要"破体致用"，要打破结构，重新调整，利用人体强大的自我修复能力和强大的自我平衡能力来解决劳损的根本问题。

再一个，解决地热的问题，要靠"补益肾精"来实现。我们以前看中医，老中医总是说"肾虚"，是非常有道理的。但是怎样补益肾气，又是极有讲究的。肾阴肾阳、肾精肾元、肾表肾里、肾虚肾实、肾寒肾热等，非常复杂。从"山泽通气"，我们知道，不管怎么辨，总归要把肾给弄成温热，而不许寒凉，这是大纲。

临床上脑血管病，归罪于"血不养筋""液不养脑"。这是水火既济碰到的又一个原因——"电"循环随着大脑电的不足走上了一个"恶性循环"之路。

综上所述，达到人体的"水火既济""山泽通气"还是有点复杂呢？！

八十一、神经病和精神病

神经病是神经系统出现问题的统称。

神经系统包括中枢神经系统和周围神经系统。

周围神经系统包括四肢的运动神经和感觉神经。上肢的神经主要是臂丛神经，下肢的神经主要是坐骨神经。

内脏神经系统包括内脏感觉神经和内脏运动神经，由大脑干预，却不受大脑支配，主要是植物神经。

从上面神经的情况我们知道，所有系统的问题，都是神经系统的问题，因此，"脑死亡"就代表着人体的死亡。

精神病是精神方面出现问题的总称。

精神上出现问题，中医文献上早有叙述。"登高而歌""撮空理线"，是"狂症"和"癫症"的代表性症状。现代的"精神病"的概念又有细化，分心理疾病和大脑疾病。但是细分后并没有见到现实上的可观效果。

我们重新梳理一下"精神病"。

中医讲"精气神"，去掉中间的"气"，就是"精神"。精是物质上的，神是形而上的。"精化气，气成形"讲的是"我从哪里来"。"神"是通过后天的教育和"悟道"，渐渐形成的"神"。

病，是一个比较抽象的概念，有的有形，有的无形。以至于我们走在大街上也会常常听见"精神病""神经病"的声音，但这绝不是我们在此讲的"神经病"和"精神病"的讨论范畴。

神经病，是人体的神经系统出现问题。在医院有神经内科、神经外科、骨科、疼痛康复科等来解决问题或解决一部分问题。

精神病，分心理巨变和大脑意识形态的突然变化而出现的异常行为。表现为"自残"或"残人"。为了保护这类人群，各地医疗部门设立了"精神病院"。

神经病来源于外伤或内伤，我们基本上都能看到并加以有序化的神经康复。

精神病来源于"精神"，是意识形态的病，现在运用的方法主要是药物治疗。

但是，这都不是我们想要的。我们在此想要探究的是，"精神病"缘何而起？

也就是说，现代人为什么有那么多的"心理问题"？"自闭症""抑郁症""青春期""更年期"等等……？但是，你绝不能把它们归为神经病和精神病里面去。那么，"你是谁""干什么""我不感兴趣"就成为我们今天讨论的话题。

"气"作为一个无形的存在，一旦成"形"，就是"病态"。五脏各有气，脾有脾气，心有心气……心主喜、肺主悲、肝主怒、肾主恐、脾主思。哪里的气，就是哪里的病。中医叫太过和不及，比如肾不及，肾气会表现出来"恐"。"恐"是惊恐，恐则气下（肾主二便，会出现大小便失禁）。会出现惊慌失措，做恶梦，恍惚等。若把肾不及补上，"恐"就会消失。所以中医的"精气神"，除了气有其表现形式以外，那么精与神呢？

再举一个例子，"怒症"，是"肝气""怒"的表现，是"肝"不及的问题，需要养肝疏肝。在中医里面讲，就是"病"。如果"气"不表现，就不会出现前者的"症"；依此类推。

再比如小孩子的"癫痫"，是"恐"在作怪，是肾的问题，是"精"与"神"发育不同步的表现。积极针对先天"肾"的滋养，弥补上去，"癫痫"也就向愈了。

脾气不足，后天失养，情绪就会发生不稳定的情况。所以，临床上积极治疗脾胃这个后天之本，对于"肾""神"（精神）来讲，是至关重要的。

综上所述，五脏的"不及"造成情绪的失常，五脏"气"长期的积累，导致"精神"的异常，出现现在各式各样的这"症"那"症"。

心动而思动，思动而脾伤，气血生化无源，导致"神动"。神动之后就会出现"精神"上面的问题。

无论佛家的教育，道家的教育，儒家的教育，最后都是要求我们达到"真善美"的三合一，对国学的认知和配合以行动是解决精神问题的根本。

那么，对于社会的现状，精神的问题如何解决？这个问题已经引起国家的重视，药物的治疗是首选；那么对于某个个体来讲，加强肾精的维护，大脑的认知，气血的养护，应该是一条不错的治疗之路。

八十二、身体是一场修行

我们经常说励志的话是心灵鸡汤。我们回头看看我们的"国学"经典——《周易》《道德经》《论语》，才是真正的人生哲学。

"否极泰来"，是讲安分守己，一切都自有安排。

"道可道，非常道；名可名，非常名"，是讲科学是受时间和空间的限制的，随着认识的深入，顺其自然，外来的一切都是浮云。

"三十而立，四十不惑，五十知天命，六十耳顺，七十随心所欲不逾矩"，是讲人生八卦，走一圈就差不多挂了。

我们经常说的"身心灵"，是要求我们不断学习古人的智慧，做到"胜不骄，败不馁""谦受益，满招损""不以物喜，不以己悲""先天下之忧而忧，后天下之乐而乐"等。

"天将降大任于斯人也，必先苦其心志，劳其筋骨，饿其体肤，空乏其身，行拂乱其所为,所以动心忍性,曾益其所不能。"以达到"无为无不为""无能无不能"的最高境界。

人身亦如是观。

疼痛,几乎无人能够幸免,只是存在能承受和不能承受之别。

在人生的长河中,向上是不变的旋律。

地的引力是客观的存在。

人与自然的争斗中(主观和客观),从生命的呱呱坠地,到青年、中年、老年,再到生命结束,"入土为安",就像种子撒在土中,孕育生命,生长壮老已,中间开花结果应用于世上,最后死亡入于土中。万物如此。

在上升的过程中,我们人体的身体承受了巨大的负荷。但身体却很少疼痛,是因为前半段生命力旺盛,代偿能力极强。就像大海的涨潮,月亮的圆满,将一切身体的损伤和代偿(增生变硬)隐藏起来,不被发现。人体有强大的修复能力和强大的平衡能力,就是指的这个阶段。

在下降的过程中,我们身体随着年龄的增长,不得不面对现实(蹦不高,跳不远),我们开始减慢学习以及前进的脚步。但是,依然是这疼那痛。我们上文讲到过"精神",就是受"气"的影响,天气会影响,情绪会影响,活动会影响等等,为什么前半段没有的情况,后半段都会出现呢?以前承受那么多的影响,都不会有情况,现在一点点的影响,却几乎要命呢?是因为前半段是"涨潮",有问题都被掩盖了。俗话说"借的都是要还的",下半段就需要"还钱"。

让我们看一看生命的支撑线。什么叫"苦苦支撑"?就是指压力超出人体能承受的范围之外;这时候,生活的压力、事业的压力都是最大的,就会出现这疼那疼,以前的代偿能力明显下降,以前的强大的修复能力和强大的平衡能力,在这时,从身体的角度看,都是疾病产生的"因"。

即使什么也不做,也会时不时引发疼痛。

怎么治?

谈怎么治,不如知道"它从哪来"?弄清楚来龙去脉,我们才能更好地去解决问题。

"疼痛"就是"因果"

现在的治疗,都是在这个阶段,治疗这个果——疼痛。结果导致人体向下个老化年龄阶段迅速过渡而不是渐进过渡。

修行是受苦,身体的修行也要受苦。身体的修行到底是什么?

比如腰腿疼,现在将腰膝部的骨质增生和椎间盘的损坏当成真凶加以治疗,是治果。我们把腰腿疼的动态原因找出来并经过针刀治疗,就是治因。前半生的劳损是因,后半生的增生及椎间盘损坏是果。治疗劳损的筋短、筋缩是治因。

疼痛是不是"苦"？针刀治疗是不是"苦"？身体是不是在"修行"？

第一，反观内心，不忘初衷。

第二，用过头的地方歇歇，长期不用的用用。

第三，打破旧的劳损，通过重建重塑，达到新的平衡或叫更高级的平衡，通过针刀、中药使人年轻化，呈现健康态。

修行的结果是什么？

第一，使人能够在一个年龄的小阶段（一年一年），维持相对的平衡。

第二，通过积极地锻炼一些不用的部位而达到另外一种相对的平衡。

第三，打破病态的平衡，达到更高级的平衡。

在心的指导下，身体是在进行一场修行。

要读懂内心，得病并不可怕。

八十三、再说疼痛

关于疼痛发生的原因，我们以前已经说得差不多了，以下就慢性疼痛来讲。

1.慢性软组织损伤。我们常说的劳损，导致动态平衡失调，基本病理原因是软组织的粘连、挛缩、堵塞、结疤；那么，软组织是什么？谁跟谁"闹别扭"？

肌肉里面有筋有膜，肌肉和肌肉之间有筋有膜，比如我们扭伤了脚，1年都不好，就是里面的筋搅在一起"粘连"了，用针刀松解剥离开，就恢复了。

2.骨质增生。这个常见，因为疼痛时很多人都处于代偿期，也就是说，疼疼轻轻，所以不以为意，久而久之，韧带钙化了，形成了骨质增生。这时候，人体形成了恶性循环，渐渐失去灵活性，增加了稳定性。再一个，骨质增生不是永无休止的，当大量的钙质透支给韧带"管稳定的筋"，骨头开始疏松。骨头也没有钙可以借出去的时候，人体的状态就是老态龙钟。

疼痛的治疗：

针刀的治疗机制——松解和剥离

1.针对第一种情况，针刀针对局部即可。

2.针对第二种情况，劳损的治疗，针刀要扎到增生的韧带处，进行针刀的操作。

这时会出现一个问题，切几刀合适？

分析：

骨质增生是韧带的钙化。韧带的钙化是由于长久的用力。如果是因上下前后的力不平衡会导致颈椎和腰椎的劳损疼痛。如果是因左右力平衡失调导致偏侧的疼痛等。

问题是，切哪里？切多少？

韧带都是较硬的组织，破坏以后，恢复较慢。人体的治疗在打破、重建、重塑的过程中，完成新生。打个比方，就像小鸡破壳，人体冲不破障碍的时候，就会出现症状（疼痛等）。你去帮它，时间、地点、空间是极其讲究的。若敲狠了，砸到了小鸡。若砸轻了，无济于事。砸早了，小鸡没活。砸迟了，小鸡已经奄奄一息。

再说疼痛：

为什么同样一个工具（针刀），在有的人手里好用，在有的人手里不好用呢？

这里还有一个很重要的原因，就是打破以后，没法重建！

第一，环境不允许。

第二，能力达不到。

第三，外界干扰。

第一种情况是，人体的血糖、血脂、血压指标不正常，或既往就有慢性长期吃药的疾病，因此，针刀破坏后，人体很难恢复（自顾不暇）。

第二种情况是，针刀破坏后，人体根本没有能力修复（不是简单地长住口），症状依然。比如，所有指标都低的情况。

第三种情况是，求诊者不能够满足身体恢复所需要的时间，不能够停下或慢下疾步行进的脚步。

以上三种情况作为医生和病人都要注意才行。

八十四、膝关节疼是老化了吗

我们今天讨论的话题，很多人已经谈论过了。

但是解决问题了吗？

讨论完之后有结果吗？

你的膝关节是不是还是原样？

问题的关键是什么？

如果你通过以前的知识解决了膝关节的问题，今天讨论的内容可以不看。

但是如果还是依旧，请看完以下内容后再试试我们的方法。

在膝关节疼以前，或多或少会有腰椎的问题。有的有腰疼，有的有腰困。有的自己好了，有的治疗后好了。再后来，膝关节就会有反应了。

不管是上楼疼、下楼疼、不会蹲等，影响了活动，去医院检查，就会有"滑膜炎""滑囊炎""半月板损伤""骨质增生"等一系列的临床问题。

再后来，膝关节开始慢慢变形，或"弓形"或"O形"或"K形"，影响美观。

还是咱们前面说的，是加速老化？还是渐渐老化？还是想在某个阶段停止老化，甚至趋向于年轻化？

你看懂了吗？前面咱们提到膝关节以前的劳损，是不是提到了腰？！

临床我们看的腰椎病基本都是出现在年龄小一点的病人身上，膝关节病基本上都是年龄大一点的病人易患。

也就是说，实践证明，膝关节问题的出现要晚于腰部的劳损。

临床我们摸索了多年，最后得出的结论就是所有的膝关节问题与腰椎相关！

因此我们临床看到以膝关节问题为主诉来诊的病人，统一命名为腰膝综合征。

理论研究：

经常久坐，导致腰部劳损，长筋变短，小筋变粗，增加了腰部的稳定性，失去一部分腰部的灵活性。这时候，膝关节周围的韧带就会担负起部分活动的责任，这时膝关节老化开始。

随着年龄的增加，腰椎的稳定性增加，再加上腰部力量的减弱，膝关节需要增加更多的代偿来维持人体的正常活动，膝关节老化加剧。

结构的变化带来各种各样的问题：

韧带钙化——增加膝关节的稳定性。

稳定性增加——膝关节变硬——关节间隙不对称——半月板损伤（磨损）。

这时出现的是上下楼梯时疼痛、膝关节的滑膜炎、滑囊炎、下蹲出现问题等。

局部治疗效果不明显，很多运动不能参加，病人提前进入老化状态。

分析：

思路决定出路。

一个问题长期得不到解决，一定是思路出现了问题。

膝关节的代偿，跟腰部失去灵活性密切相关。能不能从腰部着手，解决膝关节的问题呢？

答案是肯定的！

笔者针刀临床近30年，找到了"腰膝"的相关性，通过对腰椎的调理，达到使膝关节功能正常的长治久安。

总结：腰部增加一点能力，膝关节的症状就会消失大半。本来是腰的问题，偏要强加给膝关节承受，是问题所在。治疗上，拼命去组装膝关节，就像一个50kg的大包袱，本来腰部承受25kg，膝部承受25kg。后来腰部先不行了，只承受15kg，膝关节不得不承受35kg，长此以往，膝关节能不受伤吗？能避免手术吗？

中医的整体论，指出了一条明路。

八十五、过敏性鼻炎

笔者由于承担全国中医药行业高等教育"十三五"规划教材《针刀医学(第十版)》

（郭长青主编）的编写任务，最近在河南省省立医院手术室录制了一期临床针刀操作的视频。笔者遴选了一位患鼻炎的"模特"，他正好是在我们针刀科里进修的李医生，他受鼻炎困扰多年。此次既能为李医生治疗，又能完成上交材料的任务，一举两得。

治疗后效果非常好，鼻子畅通了，面色红润了。大家都比较惊奇，纷纷表示没想到针刀还可以治疗这类病。大河健康网特意为此事做了一期节目，特录于此。

七针治好患鼻炎3年的病人

针刀专家杨戈：针刀治鼻炎见效快、治疗时间短

内容介绍：鼻炎病人总是苦于鼻塞、嗅觉下降、头疼，甚至会出现食欲不振、记忆力减退、失眠等症状。以往，对鼻炎的治疗多采用药物治疗、激光治疗等。但是针刀治疗鼻炎同样有着神奇的疗效。据了解，河南省省立医院的杨戈医生近日只用了七针，就治好了一位有3年鼻炎史的病人。用针刀是怎样治好鼻炎的？针刀在治疗哪些病方面还有着独特的效果？我们针对这些问题特地采访了河南省省立医院针刀专家杨戈医生。

1.针刀治疗鼻炎的原理是什么？

鼻炎是一个多发病。人群中发病率为百分之十几。西医认为是自身和外界因素两相结合，缺一不可。但是中医有一句名言："正气存内，邪不可干，邪之所凑，其气必虚"。我们必须从人自身做起。第一，打破鼻黏膜旧的结构，让人体自身重建重塑"新体"，以达到鼻黏膜的"开合"顺利。

2.针刀在治疗鼻炎时有何特色？

针刀治疗相对来讲比较简单，第一，工具简单，针刀的价格只有1～2元一根；第二，穴位治疗，方便安全；第三，打破重建，符合科学。临床三部曲：在鼻内、鼻外、头颈部相应穴位治疗即可。

3.除了鼻炎，针刀还在治疗哪些病症时具有独特的效果？

针刀医学是朱汉章教授创立的一门新医学，历经40多年临床，创造了无数的奇迹。我们针刀人继承发扬针刀医学。在疼痛领域，如颈椎病、腰椎病、膝骨性关节炎等各类关节疼痛，达到了所有疗法不能比拟的高度。在脊柱相关病调理内脏神经方面也取得了令人可喜的效果。

八十六、疼痛只是症状

疼痛只是症状，像发热一样，必须找到引起疼痛的原因。

先找到神经，牙疼杀牙神经，带状疱疹杀皮神经，三叉神经疼杀三叉神经。哦，想着小神经好杀？柿子捡软的捏？你咋不去杀坐骨神经？咋不去杀臂丛神经？

杀来杀去，有效果吗？胜算几何？

笔者想说的是，杀死神经，哪怕杀死一只小神经都是不容易的啊。

大神经更不必说了。

没别的吗？神经为什么坏了？——被黏住、被压住、被堵住、被卡住……

凶手是谁？

是骨质增生？是椎间盘突出？

是肌间膜、肌腱膜、肌筋、经和络！

麻痹神经不可取，疏通经络是正道。

就像自然灾害，除了局部的人员的安全（神经），还要考虑继发的灾害，以后还会不会发？发了怎么办？能不能建得更合理些？……这都需要统筹兼顾，规划计划，50年？100年？还是像李冰父子建的都江堰，不但自己坚固，还将整个四川盆地保护得像一个江南的鱼米之乡。

治疗疼痛时，如果看到这个人（神经）不行了，不管不问，甚至杀了就不疼了。这种思维不能成为主流。

疼痛是一场灾难，止疼不完全可靠。像李冰父子那样建一个"都江堰"才是我们最终需要达到的目的（变不利为有利，变灾为利）。

八十七、火炎痰病

这个病谁听说过？请举手！

炎症是西医说的病，火、痰是中医的病名。

西医说扁桃体炎、气管炎、鼻炎、胃炎、肾炎、妇科炎症、甲状腺炎等，还有滑膜炎、滑囊炎、骨髓炎等，基本上什么病就是什么炎。

"痰为万病之源"，是说中医的病的来源几乎都基于"痰"；中医的六淫邪气——风、寒、暑、湿、燥、火以及七情内伤（喜、怒、忧、思、悲、恐、惊），阻碍气机，水气凝结，先成饮后成痰。

西医叫的炎症，中医早就知道了。第一把"火"说清楚了，第二把两个火叫炎，第三，把两个火再加一个"病"字旁，说明"炎"也不是什么大不了的，只有炎重了，凝结成痰（有形的东西，比如肺炎、肿瘤等）伤害到人体了，才是"病"，才需要治疗。

消炎，只是病在某个阶段的治疗，取得疾病某个阶段的胜利，而不是全部。

火炎痰病，是疾病的三个阶段，中医早就认识到了。

内伤外感伤及气机，瘀而上火，再而炎，再而痰成为病。

医圣张仲景一千八百年前就创立了中医的"辨证论治"，对火、炎、痰病就阐述得非常具体了，通过解表、和中、清里解决六经的火炎痰病。代表方为小青龙汤、麻黄汤、小柴胡汤、大承气汤。

由于疾病的鬼祟，后期爆发了像"Sars"的病。明代吴又可再撰《瘟疫论》，清代叶天士创立《温热论》。将温邪致病，"卫气营血辨证"，阐述明白，不仅遏制住了当时的瘟疫、温病，还为我国前些年发生的"Sars"的中医治疗奠定了理论和实践的基础。

"炎"，作为疾病中间的一环。抗炎胜利了不足喜，失败了是另有原因。

"在卫汗之可也，到气才可清气；乍入营分，犹可透热，仍转气分而解，至入于血，则恐耗血动血，直须凉血散血"，代表方剂：银翘散、清营汤、犀角地黄汤等。

这些认识从一千八百年前伤寒起，到温、热、火、痰，一路走来，中医认识到"炎"，但并不认为它是病，是病的一个"现象"。

总而言之一句话：炎是暂时的。

炎会导致什么症状出现呢？会导致红肿热痛等出现。

跟火有什么区别？火为看不见实质的东西，炎为能看到实质的东西——细菌的滋生和蔓延。

我们现在说的痰，是"痰涎"。中医说的广义的"痰"，是人体原本不该有的，包括所能检查到、看到的所有有形的东西（包括肺炎、结石、囊肿、肿瘤、癌症……）。

因此，西医的炎，跟中医的痰从症状上基本相同。在治疗的时候，西医应该看到消炎是局限的（确实非常有效），中医治疗"痰"却是从火就开始密切关注了。

我们叫它"火炎痰病"。这是不是中医啥病都敢看的奥秘呢？！反过来，也是许多人诟病中医不科学的原因呢？！

我们承认西医强大，但我们中医也有自己的东西。不能妄自菲薄。就像本话题内容所讲的，对于火炎痰，西医的强大在于对中间的那个"炎"的控制。中医的伟大在于知道疾病的全过程，火，然后炎，然后痰（肿瘤），这是人体疾病的全过程。所以，中医治疗肿瘤，虽然并不那么直接有效，但是按照中医的思想，在肿瘤不严重的时候，中医介入治疗，也是有可能起效的。就像本书所述的第一个病例一样，出现了奇迹。

八十八、人体经济学

人体有进有出。就像一个家庭，一个社会。进多少，出多少，保持一个平衡，还要有所储存。

身体里面五脏六腑、四肢百骸所需要的能量，靠的是一日三餐，因此孔子说：食色性也。

随着社会经济的大发展，我们手里可支配的收入多了起来。吃乃人的本性，食物进入人体进行消化和吸收，变成能量供给我们人体利用。本来这是一个非常平衡的事情，人体本身需要多少用多少。一旦多余，就会被人体转化为脂肪储存起来，在需要的时候（没饭吃）再转化成能量供人体利用。

人是社会的人。社会经济的发展，使得人的温饱问题不但解决了，而且储存过剩，消耗不掉，形成脂肪。同时或后期，常会有一部分形成人体内部无法消化的"累赘"（没有进入到指定地点或储存到不应当的部位）。人体不能使"累赘"成为"毒瘤"。用用不成，丢又丢不掉，这时候形成了人体的恶性循环，又恰好在四零五零（40多岁50岁），人体的警讯提高到高级——长期血压高、血糖高。

供不应求，是一种不健康的经济。供过于求，也是不健康的。现在人体的经济情况基本属于后者——供过于求。

人体的经济学告诉我们，出和入要保持平衡。用多少，取多少，不能浪费。多余的，要及时消耗掉，尽量不要过夜。

中医讲究"中"；多得过分叫"淫"。

从社会来讲，我们国家还有贫困县，贫困人口，它们是"人体处于供不应求的状态"。国家也提倡去关心他们，给他们以关爱和关怀。

从社会的角度，毛主席告诉我们：贪污浪费是极大的犯罪。从人体的角度来说，这句话一样适合。不遵照实行，社会会出问题，人体也会出问题。人体的问题就是"产生毒瘤"，使人体得病。比如，高血压、高血糖、精神不好、对食物没胃口，对事物不感兴趣。

由于"攀比"心理的存在，人们不断追求超越，在财富的追求上表现得愈加明显。比如，你有一套住房，我有5套。你有10万存款，我有1000万。你有一辆车，我有好几辆，你是国产车，我是进口几系等，不一而足。从人体来看，一样是这种情况。通过社会平衡法则就能知道，这是一种"病"。

"人往高处走，水往低处流"，这是千古不变的真理。往上追求是对的，但是得到社会的"财富""名利"，如果是"据为私有"，这不是富贵。人生追求到最后的目的，要是能够做到"取之于民，用之于民"，给社会带来更大的发展，让人类生活得更幸福，这才叫"富贵"，跟"金钱""名利"无关。

人体也一样。追求食，是对的，但是其目的是为了身体的健康。如果是为了"攀比"，大可不必。供过于求，将会带来"请神容易送神难"的堪尬境地。怎样去除这些"累赘"变成了下半生挥之不去的"梦魇"。

消耗和摄入的平衡，谁把握得好，谁就是维护好身体的"胜利者"。

以下谈点题外话：之前有人问笔者：关于中药的君臣佐使，这里回答一下：

在一个方剂里面，针对某个病人、病症，实行辨证论治，是哪个病、哪个证，开一个药方，药方里面的药就分"君臣佐使"。就像中医里面常讲的"用药如用兵"，里面就会有"侦察兵""主力部队""后勤部队""卫生队""担架队"等，对一个国家来讲，就类似于国王（君）、宰相（臣）、将（佐）、士（使）。这是一个以比喻的方式来阐明一个方剂里面的各种药物起到的不同的作用。

比如，一个人咳嗽，我们觉得是秋燥犯肺（证），开一个桑杏汤。方子里面有桑叶、杏仁，一个去燥，一个去咳，就是君药。但是怕桑叶力量不够，加上豆豉，恐杏仁力量不够，加上贝母，燥生热，加上沙参养阴生津、润肺止咳共为臣药。栀子、梨皮佐使一下，一来把这服药的"味道"提一下，再一个，这两味药对"秋燥咳嗽"这一个"证"是非常匹配的，但又不是起到主要的作用，是佐使的作用。

好了，进入金秋了，请大家注意三点：

1.秋燥犯肺，注意多喝热水，饮食清淡。

2.秋天主悲，情绪上忽高忽低，这是正常的，但一定要尽量让自己开心。

3.秋天是收获的季节，请记住人体经济学。如果自己发达了，多散散钱财，给自己的"富贵"加点分。

八十九、临床体查的假象

人体分生理反射和病理反射。前者是判断神经是不是好的，后者是反映中枢神经是不是坏了。

生理反射包括角膜反射、腹壁反射、膝反射、提睾反射等，就是人体在正常情况下的神经反射。

病理反射包括椎体束受损时出现的反射（如巴宾斯基征、查多克征、霍夫曼征等）、脑膜刺激征等。也就是说如果人的身体出现了病理反射，那就说明中枢有疾病的存在。

临床上由于病人讳疾忌医，长时间拖着病不看，致使后期体查的时候会表现出来假象，这是临床需要注意的问题。比如，病人生理反射存在，病理反射未引出，但是出现局部麻痹不仁，或者椎体平面以下感觉不灵敏。这时候去判断神经的问题就比较麻烦。这时候我们应该转换思路。

神经的问题是个大问题，但是气血的问题呢？我们来看看。

气行则血行，气为血之帅，血为气之母。一位病人长期受疾病的折磨，正气受损，邪气上升，常发无名火，气虚血瘀，血液循环不好，表现为局部麻痹不仁。我们如果仅仅靠神经来判断，往往会走到疾病的前头。也就是说，神经沉睡未死，我们临床体查又有神经的阳性反应，误判为神经的问题。到处检查也没有大的阳性发现，导致临床医生手足无措。

前面我们讲过筋和神经的关系。针刀能够松解筋的粘连、挛缩、堵塞、结疤以达到使神经解放的目的。神经的解放也分为脱离粘连，恢复活性的一个过程，中间还会疼、还会麻。但这是新生的痛苦，是脱茧化蝶，是破壳而出，是黎明前的黑暗。当医生的不可不知。

现在保健行业或传统中医药以调气为主，治愈了大量的神经方面的疾病。只有少部分到医院做微创或开窗手术，从"存在就有道理"这个角度，通过调气血而调神经不但可行，还流传了几千年。神经才出现几天？

你还会被临床的体查所迷惑吗？

九十、突出的椎间盘会"回去"吗

笔者早期看到椎间盘突出病人经过针刀的简单治疗，就好了，想象中，是减张力、减压力，恢复了椎间盘周围的动力平衡，使神经恢复了一定的活性，使神经症状得到了临床缓解和治愈。但是，通过复查影像，并不能看到突出的椎间盘有丝毫回纳或缩小，但是解决症状是临床第一位的。只要令病人症状解除就很好了，又简单，伤害又小，往往病人都在不知不觉中就恢复了健康。

看到许多方法都能解决病人症状，心中有时不免存有疑问，症状虽然缓解了，但是能好多长时间呢？虽然知道针刀治疗效果明显比其他疗法好得时间都长（笔者有15年内的临床电子病历证明），但是，心中依然不能够完全放心。针刀简便验廉，但是，能不能解决突出椎间盘的问题呢？虽然有些老师说，椎间盘可以回缩，但是尚未见到实在的证据呢。

笔者临床也碰到过这种情况，以前有一位朋友椎间盘突出，医院要做手术，来笔者这里针刀治好了。大约1年后又拿着片子过来找我，一看就知道又犯病了。果然病人说又犯了，又去医院拍了个CT。一开始我觉得可能是病人上次治疗不彻底，或者是一直反复损伤到腰部，不是复发，是"反复损伤"。但是问题总要解决吧。忙拿出片子放到读片机上看。因为笔者知道病人上次是椎间盘的较大突出，这次应该看到比上次还大，对不对？仔细一看，完全不是那么回事，椎间盘的较大突出不见了，只能看到一点点突出了，也就是说椎间盘确实"缩了"。这次是由于在家拖地又犯了，发作3天，针刀治疗1次就好了。

小结：在扭曲的剪力面前，髓核失位，成为废品。腰腿疼终究不是椎间盘突出髓核的问题，其真凶是"邪劲儿"。去除"邪劲儿"是正根清源。不论是用什么方法都是可以的。但是，改变"结构"是长治久安的基础，不然，复发率极高的问题以及治疗手段伤害大的问题将会是永远盘旋在病人头上的利剑。不知什么时候、什么地点会落在什么人的头上。

九十一、疾病和人的关系以及医生和病人的关系

我们每个人都会生病。

为什么？

我们不是有强大的自我修复能力吗？不是有强大的自我平衡能力吗？为什么自己不能治好自己呢？

我们自己应该还有另外一个自己，叫量子纠缠。

我们看不到那个自己，那个自己让自己休息，"我"偏不那样干，于是病了。

那个量子存在于什么地方？

远在天边，近在眼前。在太阳系，不受时间和空间的约束，它和你是略等于双胞胎的关系。

不论量子力学和吸引力来自科学的论断，还是科学家已经认识到这一点，还是古代先贤和儒释道法家以及基督教、伊斯兰教，一个共识就是"神"的存在。佛家更是直截了当：佛就是自己，修自己，便能成佛。

我们一生都在找那个自己，跟随那个自己，但是，它就是不让你看到，它像"神"一样存在，但又不会告诉你，你该怎样做。

一句话，你跑偏了，于是你病了。

医生和病人是什么关系呢？

古代的华佗，是中医外科的鼻祖。他做手术比西方早八百年。后被曹操所害，死于牢中。

常言道：当局者迷，旁观者清。

医生就是旁观者。当看到蔡桓公的时候，扁鹊用三个阶段概述了蔡桓公的病情，但蔡桓公不相信扁鹊所言，最后蔡桓公死掉了。呜呼。

医生一生的修为就是要做到"神"一样的存在。

孙思邈的《大医精诚》有一句话：凡大医治病，必当安神定志，无欲无求，先发大慈恻隐之心，誓愿普救含灵之苦。

像不像"神"？

显现的神！

医生的最高境界就是要做到像"神"一样的存在。

他是那个量子纠缠的"代言人"的显现。

九十二、腿！腿！腿！

我们分析一下腰椎以下的关节。

首先是5个腰椎的连接，中间是椎间盘，两边是关节突，周围靠大大小小的韧带固定和连接。

腰5和骶椎也有椎间盘连接。但是光靠椎间盘连接骶椎，是固定不住整个骨盆的。

从后面看，有髂腰韧带、骶棘肌、骶髂关节以及周围的韧带。

从前面看，有腰大肌、腰方肌、髂肌。

外挂髋关节，我们常说的股骨头。

骶椎尾椎加上两侧的髂骨、前面的耻骨、坐后的坐骨、两侧的股骨，形成了骨盆。骨盆里面的空间叫盆腔，里面装着排泄系统和生殖系统。

下肢神经通过腰椎椎间孔下降到骨盆的里面和外面或先里面再外面或先外面再里面分布到内在的和外在的感受器上，分为内脏感觉和内脏运动神经以及双腿的感觉神经和运动神经。

我们常说的排泄系统和生殖系统的毛病，跟腰椎的神经发出地以及神经的出口是不是够大有直接的关系。因此我们经常听到说，有人做"腰椎间盘突出手术"。

同理：下肢的感觉和运动神经的毛病，往往也责之于"腰椎间盘突出"，最常见的是"坐骨神经疼"。

但是，但是，但是：

我们忽略了一个很重要的真相，椎间盘是代罪的羔羊！

随着我们年龄的增长以及久坐、久坐、久坐，使我们的腰椎出现了劳损——伸伸不开、缩缩不回去——变硬了。

为了神经的灵活性，腰椎间隙也要变小，首当其冲就是作为缓冲的软垫——椎间盘。

椎间盘受欺负了——委曲求全。

椎间盘渐渐地失去营养、坏死、突出。

这些都弄坏了，人体能够借的"钱"都用完了，又没人再借的时候，出现毛病！

因为神经的一只两叉，一内一外，所以请看下面一串毛病：

子宫肌瘤

阳痿早泄

阑尾炎

便秘或泄泻

不孕不育

卵巢囊肿

腰酸腿疼

坐骨神经疼

股骨头坏死

下肢静脉曲张

足跟疼

膝关节滑膜炎、滑囊炎

经常崴脚

痛风

以上是临床常见的，其他还有很多，在此不一一列举。

不找椎间盘，从哪里找问题的关键呢？我们现代医学从哪里下手能解决这一个问题呢？

前文已提到，从腰到髋的大大小小的关节。

关节都是可以进行有限的活动的地方。当韧带变硬，必将限制关节的活动，人体两边又不能一样地变硬，就会偏离中线。

我们经常看到的是一条腿疼、一个脚后跟疼、一个膝关节疼，对不对？

动动你的腰椎关节——弯弯仰仰（俯仰）。

动动你的骶髂关节——骨盆前移后移、上移下移（蹦蹦跳跳，前后左右，米字形）

动动你的髋关节——左三圈，右三圈，脖子扭扭，屁股扭扭（脖子跟髋关节有关系）。

髂腰韧带——左右拉伸。

屁股疼是怎么回事？

坐久了，后侧肌群用力较大，劳损较快，神经在肌肉里面穿行，没有足够的弹性，就会出现神经的反抗以至于神经（筋）的劳损疼痛。

这时，去松解臀部的神经，也不是上上策，中医讲：不治之治方臻化境。

去除硬的原因：

第一，少坐。

第二，倒退行走。

第三，在下治上，将腰部关节首先打通，弄灵活再说。

第四，生命在于运动（有目的的运动）。

为什么松解臀部神经不是上上策呢？

第一，劳损变硬的地方是广泛地损伤一个地方，很难把整个的劳损带动出来。

第二，上面硬化，臀部代偿，不解决上面劳损的问题，就不能从根本上解决屁股疼的问题。

第三，我们经常讲的梨状肌挛缩使坐骨神经出现问题，但是，为什么梨状肌挛缩呢？是神经的问题，神经从哪来？从腰上来，对不对？

现在仍然见到很多医生在往臀部梨状肌坐骨神经出口上扎针，就像往足跟扎针治疗跟痛症一样，没有整体观，早晚撞南墙，碰个头破血流。

对膝关节而言，同理如上。

医生真的是分三六九级。虽然心都是好的，但是对医学的理解不是都能达到同样的水准的。活到老，学到老。落后就得挨打，在让病人平息的同时，医生更该扪心自问，与时俱进了吗？！

九十三、扎针刀，中医和西医有什么不同

笔者经常碰到有病人说：我扎过针刀，没治好！

这里我们解释一下：

工具都是一样的，但是用在谁的手里，起的效果是不一样的。

针刀疗法不是开放式手术，后者容易复制，如切阑尾、切扁桃体等。

针刀疗法是闭合性手术。有一大部分切的是医生认为的病灶。这些病灶随着人体劳损的增加，一些确实是病灶。但是大多数医生认为的病灶并不是真正的病灶，而是人体代偿的结果。就像房子住久了之后，修修补补很正常。但是这些修修补补的东西并不好看。很多针刀人认为这些修补是病灶，采用针刀松解、剥离、铲除，但是这样会出现两种情况。

一种是当时好转，但是病人的整体平衡被打破，人体自我修复能力又非常强大，你破的地方，病人很快就又恢复原样，甚至变本加厉，后期疼痛更甚。

另一种是整体的平衡被打破，病人自己的修复能力不足，草草了事，呈现的是豆腐渣工程。病人能量不足，整日精神萎靡不振。

如果前提是西医的那种对病灶的认识，扎针刀，复制性很强，操作性很强，但是结果如何？

医生和病人的目的是一样的，就是康复和健康。

因此，针刀怎么扎了没效果？怎么扎了几次都不行？这就是原因。

人体都有一股气，气行血行。针灸流传下来，是因为针灸确实管用。针灸不发展，是因为针灸调气应用得尚不够好。不少针灸医生自己的修为还达不到自由调节病人气机的能力！有句话说，中医越老越吃香。

因此，按照西医认识疾病的方法，似乎掌握了解剖，就人人可以达到会操作的目的。但是按照中医认识疾病的方法，不需要切这切那，随便扎几针就可以了，比西医还好普及。

关键是解决问题！

中医是审因辨证，中药、针灸，从1800多年前华佗去世，手术就没有了（开胸

破腹）。

西医就是治病，病种越来越多，分科越来越细，治疗效果越来越好。

佛家讲大而无外、小而无内。

医学的进步似乎也在走这一条路，西医研究小，中医研究大。小而形，大而无形，无形就是形上，就是哲学。也有人说，西医隶属于科学，中医隶属于哲学。两者都对，两者是对人体的研究向两个极端无限发展。

因此，有形好学，无形难通，也可以说后者得靠"悟性"。

症是病人的感觉，病是西医说的，证是中医说的，因是现在才提出来的。

针刀医学由朱汉章教授创立，朱教授是赤脚医生出身，最后到中医药大学成立针刀医学研究中心并且担任北京中医药大学的教授。针刀属于解剖吗？那么多的西医为什么不发明针刀，创立针刀医学呢？

建立在解剖基础上的针刀治疗，顶多是一个匠。

针刀医学还包括更重要的东西。

中医富于哲学思想。正如朱汉章教授说的：针刀医学融合了中西医对疾病的认识，开创了医学的新时代。弥补了中西医治疗上面的欠缺，填补了医学的空白，是献给全人类热爱健康的人们的礼物。

针刀越"老"越吃香。这个老，是老道，不是扎这扎那，是根据每个病人的具体情况具体分析，扎刀调体，扎针调气，虚虚实实，真真假假。既能治病，又不伤身，又有穴位，又有解剖，围魏救赵、声东击西、西气东输、南水北调……借天借地借人，顺势而为，借势而动，向一个好园丁的目标昂首迈进！

针刀四大原理：闭合性手术的理论，慢性软组织损伤的病因学理论，骨质增生的病因学理论，经络的实质——电生理线路理论。继承发挥——针刀辨因论治。

给你一支枪，你不一定当得了英雄。

给你一把刀，你也不一定当得了御厨。

毛主席能打下天下，靠的是毛泽东思想。

针刀能治好病，靠的是朱汉章教授中国式思维模式，四大理论，六大组成。朱汉章学术思想的传承，才是正道。

若扎针刀没治好病，就现在这个阶段而言，属于正常。

若扎针刀治好了病，也不要太高兴。路漫漫其修远兮，吾将上下而求索。

九十四、猝死

关于猝死，大家基本上都知道这个词所代表的意义。科学上说不清楚，医学上模模糊糊。我们以下试图从针刀辨因论治的角度给大家解释解释。

人的身体会有劳损。不管坐、卧、行、跑、跳等各种动作，一旦持续时间长，就会出现劳损。劳损时间长，就会出现以下几种情况。

轻——沉。

灵活——稳定。

软——硬。

从局部开始，经过十几二十年的变化，从局部到整体，从浅入深，从轻到重，从周围神经到中枢神经，从低级中枢神经到高级中枢神经，从外至内，最后影响到呼吸和心跳。

任何疾病，我们看到的情况，都是发出来的，即"显现"。在显现以前，就是积累。我们每天都在积累着和排除着。当积累大于排除，人体就会产生"毒""瘀""虚"，人就会生病。但是，人又有强大的意志力，在身体报警的时候，我们通过强大的自我修复能力和强大的平衡能力，渐渐地痛阈增高（温水煮青蛙）。感觉好了，但却失去了人体的一定的灵活性，增加了稳定性，付出了代价。

我们游走于健康养生保健。但是劳损的问题，付出的代价，永远找不回来了。人体渐渐走向了老化和衰老。

人体从轻便、灵活慢慢走向稳定性增高、硬化，是一个不均匀的发展过程。

我们用以下两个例子来说明：

一个是经常运动的——正当壮年，经常打篮球或踢足球，身体很好。但是，有一天却猝死在运动场地。

我们扼腕叹息，却又不知致猝死原因？

分析：十年苦读，颈椎劳损，虽然运动了手脚，但是由于劳损的不可逆性，人体的代偿能力又不一样，颈椎的劳损，长期得不到解决，其他地方活动了，但颈椎的劳损却没有解决，从而出现问题。

颈椎是由从外到里的多层经络组成，从外到里的过程就是劳损的规律性呈现过程（除去外伤），渐进性加重。但人体又浑然不觉（代偿了）。所谓代偿，就是"借钱花"。到最后别人也只能维持温饱的时候，就不会再"借钱"给你了。

多种（多条）经络最里面的一条，如果受损变硬，随时都有危险（虽然其他经络都没事）。换句话说，当神经血管在头和颈交接处循行的时候，若有一条经络不张，其他都会受连累张不开，导致缺血和内脏神经短时断电。

因此，不论进行何种运动，危险就在眼前！

另一个，不经常运动的，养得圆圆胖胖的。然而，经常不运动（特别是久坐），伤颈伤腰，劳损自是不能幸免。经络硬了、软了、软了、硬了，外面松，里面由于代偿的原因，越来越紧，有哪根经络一旦受损，其他经络又代偿不及，引起中枢兴奋、抑制，突然断电。

我们怎么预防？运动或是不运动？该怎么运动？

运动使我们的经络活性增加。但是，并不能使我们变短缩和劳损的经络彻底脱离危险。要么自己减压减张——休息，要么找针刀松解，别无他法。

不运动更不行，连经络的活性都降低（出现"三高"）。堵塞一旦发生，就是致命的。

总结：第一，生命在于运动，增加经络的活性；第二，对于颈椎的劳损，深部的那根挛缩的经络的松解，越早越好，避免猝死。

针刀治疗不仅是治疗颈椎腰椎病，而且可用于未病先治。后者是一个崭新的理念，希望大家重视。

九十五、秋天话养生

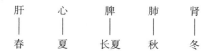

四季养生其实是五季养生，分别对应人体五脏。这里我们要明确的是以阴历计算的。

秋三月，此谓容平。天气以急，地气以明，早卧早起，与鸡俱兴，使志安宁，以缓秋刑，收敛神气，使秋气平，无外其志，使肺气清，此秋气之应，养收之道也；逆之则伤肺，冬为飧泄，奉藏者少。（《黄帝内经》）

肺有"华盖"之称，通过经络与大肠形成表里关系。肺开窍于鼻，主皮，其华在毛，在液为涕，在志为忧(悲)。肺为水之上源，肺为贮痰之器，肺为娇脏。

1.主气，司呼吸。

2.主宣发、肃降。

3.通调水道，促进水液的输布与排泄。

4.朝百脉。

医疗和养生，治疗和预防并重是以后发展的趋势。黄帝时代，基本没有什么治疗方法，大部分是养生和预防。现在，我们都在医疗和治疗，没把养生和预防放在眼里。即使有一些所谓的保健，因为商业化的关系，变成了牟取暴利的工具，已基本上不符合原本的意思了。

五色也与五脏相关：肺对应白。白色入肺，像银耳、百合、薏苡仁、银杏等都可作为食疗养生的用材。

肺不是脱离于人体而独立存在的，归于五行，金木水火土，肺对应金。从相生的关系而言，土生金，金生水，那么补脾是补其母，补肾是补其子。当人体金弱不耐受的时候，可以健脾补肾以补肺，像黄色的、黑色的食物也是可以起作用的。"虚则补其母，实则泻其子"。从相克的关系来看，火克金，金克木，这是说心肝和肺的关系，是相克的关系。这不是母子关系，是"乘侮关系"。治疗原则是"实则泻之，虚则补之""寒者温之，热者凉之"等。

以上是五行的循环往复，相生是生，相克是命，构成"生命"。

中医养生治病，四季养生，也叫天人合一。日出而作，日落而息。秋天肃杀萧条，要像天一样，收敛心神，收心养志，符合火克金之意。

中医看似简单，其实不然。加上天地就具有更大的视野、更深的含义。

过了秋季，就要进入冬季。秋收冬藏，金生水。秋季养好了，顺利进入冬季。

●**特别的病例：**

昨天（周一）在医院门诊遇到一病人，左脚后跟疼痛1个月。早上下地困难，活动活动，走一会儿就好些了。

诊断为：跟骨跖趾筋膜炎。

去门诊拍片子：诊断为跟骨骨刺。

治疗方面大有文章，我们分析一下：

民间治疗该症有垫棉花的，有垫头发的，有换鞋的，有泡脚的等。

诊所有打封闭的。

医院有打臭氧的，做射频的，扎针刀的等。

不一而足。

年轻人对此症不理解，到了50岁左右，大多数人有这种问题出现。

我们该如何看待这个问题？

我们拍了左脚，左脚有骨刺，所以左脚疼，这是事实。右脚没拍X线片，但笔者从临床经验来判断，右脚一定也有骨刺。问题来了，为什么右脚不疼，左脚疼？

人体像一辆大货车，轮子就像我们的脚。一开始货物是平均的，在路途中，不免有左右上下前后的运动，方向不同，力就不同，久而久之，出现偏歪，压迫一侧，这个解释能够理解吧？

为什么是50岁左右出现问题呢？五十左右，心理成熟，但是，经过几十年的艰苦跋涉，导致身体伤痕累累，代偿十分严重，增生非常明显，灵活性显著降低，稳定性明显增强，表现为"笨重"。

再有一个原因，人体从活力四射变为精力不够，力不从心，身体出现状况的概率大大增加。

笔者认为，足跟疼表现出来了，只是冰山的一角。

笔者问病人情况，果然，最近几个月病人被查出血压高，在吃治疗高血压的药。

从更高的角度来看（辨因论治），采用足底止疼的方法是不可取的。原因在于：一个车轮不堪重负，报警，而人为地把警报器弄坏，整个车辆的运行，处在一个不平衡的状态下，内环境处在一个危险的境地中。

笔者建议病人住院，从全身的动态平衡和力平衡着手，解决脚跟疼的问题。

病人觉得有道理，说回去考虑考虑。

成功经验的分享：笔者临床20多年，有很多这样的病例。这2年，从生物力线着手，治疗该症往往扎扎腰，吃点补肾的中药，就没事了。

失败教训的分享：10年前，曾有一个医生遇到问题，让笔者解惑。他为一位病人治疗足跟疼痛，打了麻药，扎了针刀，还打了臭氧，做了射频。结果病人反而疼得更厉害了，3个月后依然不能下床，将医生告上法庭了。

时间和空间的认识（过程）：

我们看看下面的例子：

一位病人，四五十岁开始发现一个脚跟疼痛，打了封闭。几年后，依然是这条腿，又长腘窝囊肿，做了手术。之后的岁月里，这只脚的脚踝老是扭伤。年纪又大了一些之后，腰疼，发现有陈旧性的腰椎滑脱。并且年龄大了，没法做腰椎手术。又过了2年，出现脑部症状，同侧半身从手到腿慢慢开始不自主的抖动。现在，病人哪哪都好，就是因半身的不自主抖动从而不能出门。病人长期吃药，生活处在半自理状态。后来，突然摔倒不省人事，中风，直至生活不能自理。

车都知道保养，人却不知道保养吗？

怎么保养？且听下回分解。

九十六、松和紧

笔者经常看到50岁左右的肩周炎病人，疼了几年以后，慢慢好了。

因此笔者想到了紧与松的问题。

我们都知道神经中枢包括大脑高级中枢和脊髓低级中枢。

这两个中枢到了一定的时候会出现不协调。

特别是从45岁到55岁这个年龄段。

50岁左右每个人都会出现不同程度的脑萎缩，加上几十年的"奔跑"，肌肉韧带出现劳损，即"长筋变短，小筋变粗"。大脑支配运动出现了有指令没应答或有指令应答过度。

打个比方：就像大人和孩子，高一级的大人会指挥孩子干这干那，但是孩子会依着自己的性子干其他的事情。出现了不协调，这时，很难说是大人不对，还是小孩不对。如果指挥过多，孩子会出现毛病，出现过硬的情况和过松的情况。这是不协调引起的，是"病"。

在人体的情形与此同理：

先看大脑。大脑萎缩是人体的生理变化，是生长壮老已的过程，只能延缓而不能改变。

再看脊髓。脊髓处于低位，五脏六腑的兴奋性（交感神经的发出地）受它支配，不受大脑指挥或大脑指挥处于辅助的地位。

这是主动和被动的关系。内脏功能虽然由迷走神经和副交感神经支配，但是交感神经却来自脊髓。也就是说，动是靠脊髓，静是靠大脑。

为什么要转到内脏呢？因为，中医讲的精气神，五脏各主皮肉筋脉骨，比如：肺主皮毛，脾主肉，肝主筋，肾主骨，心主血脉。如果内脏好，说明脊髓好（植物神经）。若脊髓好，皮肉筋脉骨也就好，大脑支配也可以"得心应手"。

在体：皮肉筋骨脉。

在用：大脑脊髓以及各神经线路，经络线路，血管线路的通畅无阻。

转到前面讲的，50岁左右肌肉的劳损不可避免，包括大脑的萎缩多多少少都有，大脑的指令依然不依不饶。反过来看，脊髓神经也相对听话，共同协调着人体的动态平衡和力平衡（升降开合）。

但是，毕竟是劳损的地方多了，干事情力不从心了。大脑是心，力是筋。大脑是体，筋是用。上级指挥下级不用（劳损），大脑加压，筋变硬，神经通路被卡压，疼是信号（症状），不是疾病（神经没病，筋有病）。

就像大人教育孩子。若孩子努力，先紧后松，先是紧张得不得了，赶上了，协调了，孩子好了，大人也好了。如果没有赶上，先紧（疼），疼久了，就放弃了。作为上级管理者大脑，看实在不行，自己也出现问题了（自己也会出现力不从心），就放弃了——松。

松和紧是人体自己的事情。

松和紧协调，人体不会出现问题。

上下级协调好，不会疼痛。

就像马的缰绳，适度地拉紧，时常地放松，可以人马一体。过于拉紧，过于放松，就会出现问题。不是马不行了，就是人不行了。类似于大脑和筋的关系。

松和紧是门学问，在人体同样是门学问。

我们经常说养心，就是要把不适当的动作改正和修正，与大脑相适配。如果心猿意马，必导致太紧和太松，出现问题。

筋紧，不听指挥，大脑发怒，筋更紧，紧死了，就病了。因此我们临床总是叫病人"放松"。针灸时放松，做手法时放松，就是这个意思。

适配，就是松紧适当。过于松，也是不行；其他都在动，就一个不动，指挥也不动，大脑一怒，拧个疙瘩，出现病灶，长此以往，人体的结节从里到外地形成了。

当然，肝主筋，肝喜条达，就是像柳树一样，纹理清晰，枝枝顺畅，不能纠结和郁结。肝藏血，又是人体的垃圾废物清理场，开窍于目（俗话说，人老珠黄），因此，保护肝，就要开心，常常开心。

从人体的内脏和外在的联系来说，饮食为天，脉生肉，肉养筋，筋养骨，骨养髓，髓养脑，因此饮食很重要。

再一个，松紧还不是自己说了算吗？但是，"贪"念一起，哪管三七二十一？贪为万恶之源。

中医讲病：常言太过和不及。

下面讲病：一般以太紧和太松进行讲述。

大脑和脊髓，脊髓和筋，筋紧筋松，支配和被支配，到反支配，再到恼羞成怒，全凭心意。

缰绳的松紧，全在心。心要去哪里，就能适当地控制缰绳。心猿意马，早早玩完。身体和心的和谐，松和紧适当，才能跑久跑远。

人体修复能力太强大了，创伤的修复，手术的修复，外伤的修复，疾病的修复，哪里会有什么病？

比如有人得了强直性脊柱炎，几个月的时间，人体就紧得连椎间盘都消化吸收掉了。90岁的老年人，骨头摔断了，1年后长好又能走路了。癌症3个月就长成了，还有的人患的癌症3个月就消失了？！

上级和下级

大脑和脊髓

神经和筋

心和肝

心和脑

主动和被动

心念

意念

人比车复杂，车报废可以换；人报废，不能怨悔。

让我们再回到一开始提的问题：50岁，大脑指挥筋做运动，但筋紧得不得了，得肩周炎了。60岁，大脑自顾不暇，放松了，肩周炎反而好了。

以此类推……

因此，有心病，讲修心。

九十七、咳嗽

我们通常不喜欢相对缓慢的阅读，我们现代人都喜欢快。

对待病也一样。

对待咳嗽和发热，我们现代人都想快速将其去除。

我们不喜欢慢。

但是，我们需要了解它们。不是吗？

你说我了解，发热是炎症和病毒引起的，治疗可以采用打吊针吃药的方法。但为什么外国人不这样做呢？咳嗽吃药，打吊针。为什么发明抗生素的外国人不这样用呢？

我们从疾病的各个层次上来看：

第一个层次，是症状。笔者记得小时候，一般人发热就去医院打一针，也就没事了。回忆小时候笔者还真有几次发热，但是，从没有输过液。咳嗽倒是有，并且持续了很长时间，吼、喘、咳嗽，笔者记得没去过医院，就在家吃点偏方，印象中好像有蝌蚪，还有鸡内金，还有知了壳（蝉蜕），现在想起来应该还有食积（土生金）。直到笔者上了小学，开始冬季长跑锻炼，才没再得这些个毛病。

第二个层次，是病的层次。炎，然后是病毒，然后是支原体，然后是真菌，然后是所谓的"超级细菌"。这些医学术语，大家都耳熟能详。这个阶段，发热咳嗽好像不那么好治了，动辄千把块，并且，老是会犯，弄得好好一个家庭，天天提心吊胆的。然后将问题的出现归结于环境污染，归结于饮食卫生等。这个好像有问题吧？虽然，大家聪明点了，不打点滴了，改成"雾化"。但是，在认识上还是从"细菌""病毒"入手，依然是用"抗生素"。

第三个层次，是"因"的问题。中医讲"肺为贮痰之器，脾为生痰之源，肾为生痰之根"。前面我们也讲了，水在人体内运行，出现停滞不化，火炼成痰，条件具备，痰浊运行再化水，这就是痰的来历。"五脏六腑皆令人咳"，人发的热可以让"痰"化成水，但若是"火"，弄不好就成了"炎"。

从以上分析可以看出：治病有三个层次，一是症，二是病，三是因。第三个是最考验医生的水平了。病人（患儿）咳嗽，是在症的层面解决？在病的层面解决？还是在因的层面解决？怎么办？

是寒咳？还是热咳？

是消化不良引起的咳嗽？

是发热后黏膜受伤而敏感遇冷遇热性咳嗽？

是先天不足，肾不纳气引起的咳嗽？

是先咳再发热，还是先热再咳嗽？

气管是呼吸音粗，还是有啰音？

咽喉是红肿发炎，还是扁桃体肿大化脓？是早期、中期，还是病势已过？

治疗：寒者热之，热者寒之。方用小青龙汤、麻杏石甘汤可也，可服可贴。

秋季属燥，燥邪犯肺，可以用秋梨膏。

咽炎、喉炎可以采用针刺。

扁桃体炎可以用银翘散。

燥邪犯肺可以用桑杏汤、桑菊饮。

发热可以用银翘散颗粒直肠给药。

以上治疗，临床辨证，纯粹用中药，基本上可以解决咳嗽的问题，而且不易复发。

我也会咳，我也会有痰，但是我会选择如何治疗呢？治症呢，治病呢，还是治因呢？

总结：咳嗽是症状，不是病，从因上去解决问题，不但在理论上成立，事实上从笔者20多年的临床实践中也得到了证明。其实治疗咳嗽也没那么难。

九十八、肾虚的整体治疗思路

临床上经常看到这类病人：

面部皮肤发暗、精神不振、思维不敏捷、晚上盗汗、腰酸腿困等。

先声明一下，以上临床表现与肾炎无关，与肾病无关，与传统的"肾虚"无关，与腰椎间盘突出无关。我们是整理一个大的思路来指导我们的辨因论治的临床。

一般年龄50岁左右，无论男女，都有可能罹患中招。

《黄帝内经》云：七七天癸绝……八八天癸尽。

说明：天癸藏于肾，并随肾气的生理消长而变化。肾气初盛，天癸亦微；肾气既盛，天癸蓄极而泌；肾气渐衰，天癸乃竭。

这个天癸天生就有，老死而无，伴随着人体生命的过程。也是成长期生命活动的源泉，我们经常说的未老先衰，是没有保护好天癸，过早地消耗掉了。

衰，并不等于死，离死还远着呢。五十到一百，生育功能不好了，没了，但是生命的其他活动仍可继续进行。没有天癸，生命活动失去了一部分的精彩。但是，还有其他方面的精彩。

由上可知，人体的免疫力、抵抗力、强大的修复能力、强大的平衡能力在天癸旺盛的时候，自然旺盛，因此，在天癸竭尽的晚期，会有很多人受不了。或是在学习、生活、家庭、朋友、同事、环境等的重压下，长期的不快乐，导致天癸自然生长的环境受损，而出现病状。

由上可知，我们的功能，并非因为"虚弱"。真正的原因是内环境和外环境抑制了"天癸"。

明消耗，暗消耗。我们从儒家的守礼、释家的独身、道家的无为，可以一窥端倪。

《黄帝内经》提倡人们度百岁而去。

言归正传：

从五行来看，金木水火土，是相生的关系。肾水之母是肺金，肾水之子是肝木，所以，肾、肺、肝是一家。肾不好，责之于肺，通常肺活量不大，责之于肝，为肝气郁结。

看看"肾虚"，其实并非肾虚，是肝气的不舒畅和肺活量小。前者可以医药调理，后者必须锻炼身体。

相克也很重要：脾土克肾水，肾水克心火。中医经典上讲：无生则无万物，无克则无化育。因此脾、肾、心又是一家子，就像娘家婆家，哪个不重要？成天这不吃，那不喝，脾气不好，肾会好得了吗？成天心思重，算计这算计那，肾还会源源不断地生长天癸吗？

许多人不懂医，有盲目信医的，有万般皆怀疑的。

随着我们认知的提升，愿我们都能即使天癸没了，也可以做到：第一能接受，第二能健康地长寿。

消耗掉不可怕，消耗完也不可怕，可怕的是五行暗耗，还吃了很多药，打了很多针，得了很多病，天癸没完，人先完。诫之诫之！

九十九、气

人活一口气，可见气的重要性。

人的气有"宗气""中气""元气"，分别存在于胸腔、腹腔、小腹和腰。

气是看不见的，但是能够感觉到，这就是我们看病时的"望闻问切"的内容。

治疗的结果也能从"气"的感觉上进行判断。

比如，人上火了，出现脸红、舌红、脉象洪、气喘等，这些是病气的外在反映。我们可以分析出具体是心火、肺火、食积上火、肝火，亦或是肾火。然后，对症下药。治疗原则是热者寒之。

前面我们说了，中医里面基本上没病，都是临床的症状，也就是说，中医对病的认识，是从临床表现来确立病名，然后看是哪条经、哪个脏，出现了什么问题，来确定病机。然后在时间上进行"卡点"，看具体发展到什么阶段了。通过对人整体和局部的分析，确定"证"，再确定治法。

中医基本上是这个套路，我们不可不知。特别是看惯西医的人，猛一下接触中医，看到中医治糖尿病，也治高血压，甚至也治癌症，就会产生疑问。

西医不让我停药，你让我停。西医说一辈子也治不好，你说不一定。西医说不做手术不行，你说，做手术活两年，不做手术调理可以有尊严地活两年等。

"气"，能看见吗？

"气"，重要吗？

"气"跟病的关系如何？

五脏各有气，即心气、肝气、脾气、肺气、肾气。

上、中、下三焦各有气，即宗气、中气、元气。

可以这样理解，无气无生机，气太过和不及都会有病。

比如说肺癌，西医束手无策，中医却有很多方法：

1.若咳嗽，我们可以用含陈皮、半夏的二陈汤来化痰，用含莱菔子、葶苈子、白芥子的三子养亲汤来降气化痰，用小青龙汤或麻杏石甘汤来温寒散热，等等，数不胜数。

2.若闷气，我们可以用瓜蒌薤白半夏汤等来开胸顺气。

3.若食欲不好，我们可以用香砂六君子汤健脾养胃，补土生金。

4.若大便不利，可以用调胃承气汤来通利大肠，因为"肺与大肠相表里"，两者是类似于"夫妻"的关系。

5.对于肺累及肾，一身"水"的代谢出现问题，我们还可以用附子理中汤、金匮肾气丸，来个"金水通调"，因为"金生水"，是"母子关系"。

6.若浑身疼痛，我们会考虑"肝主筋"，就会调理肝气，疏肝解郁，理气和中。用小柴胡汤、逍遥散等来"顺木和金"，将"木侮金"变成"木顺金"，两者相克而成"天命"。

7.知道平衡，知道劳损，知道火炎痰瘤，知道"知犯何逆，随证治之"。

8.中医有中医的长处，西医也很强大，各取所长。

以上种种，不能详述，只是想告诉大家，西医以治病为主，以整体为辅。中医以治症（审因、整体）为主，治病为辅。以期让大家明白，中医和西医思维方式有侧重点的不同，我们去看医生的时候，要理解医生的苦衷。我们也要学会看"病"，中医不慢、西医不都是快，拿西医去抨击中医，拿中医去批判西医，都是不理智的表现。中西医正在走向"和""融"。中西医都在努力，理解万岁。

一〇〇、五行

上次讲了肺癌的中医治疗思路，这次我们来看看肝癌。

西医的看法：肝是解毒的器官，会分泌无数种的酶，来分解我们血液里面的"垃圾"。早期，会因感染出现"肝炎"，后期会产生"肝硬化"，再往后，有的就会发生"肝癌"。血液不能够被净化了，就会产生"毒血症"。

肝癌的治疗目前主要还是采用"放疗""化疗"。

中医的看法：肝在五行属"木"，开窍于目，其华在爪，肝主筋，肝主藏血，肝主疏泄（主月经），里面包含了很多的内容。

我们会看人有没有劲（肝主筋），看看指甲好不好，手脚灵活不灵活（肝其华在爪），月经正常不正常（肝主疏泄），眼睛花不花（开窍于目）。

我们知道树木都喜欢向上长，所以肝喜调达，不喜欢阻碍。延伸到肝气不能郁结。

肝主魂，胆主魄（肝胆一脏一腑）。我们经常形容一个人像丢了魂一样，就是"肝脏的毛病"。一个人没胆量，通常是胆的功能不好了。

从上面的分析我们看到，肝是血脏，跟肝有关的脏腑，有心（心主血脉），有脾（脾主统血）。在五行里面，木生火，肝是心之母，肝好，心才好。

那么，谁是肝之母呢？水生木，水是人体的肾脏，所以，肝跟心肾有密切的关系——水生木，木生火。

肝有实虚，中医讲：实则泻其子，虚则补其母。

在肝脏的生命中，不管碰到什么障碍，都有肾和心的"帮助"。

如果肝脏有病，属实证的话，就用泻心火的办法，比如，半夏泻心汤，用竹茹、连翘、栀子、黄连等中药。如果属虚证的话，就用补肾水的方法，可以用六味地黄汤，中药可以选黄精、肉桂、附子等补肾（包括肾精、肾元、肾气、肾阴、肾阳）之品。这叫"关系"中的"血缘关系"，乃最亲密的关系。另外，还有延展的关系，比如，木克土，金克木，这种关系可以理解为"夫妻关系"，虽然相克，但是，却是"肝"的"命"，肝的生命所在。脾属土，肺属金，脾主运化食物，肺主交换生命的"呼吸"。

由上分析，肝癌是到了最后，无限制地"生产"癌细胞，然后，通过心脏的泵血，走到人体的各个"角落"。

在情志方面：怒属肝，喜属心，在整个五行的运转过程中，从理论上讲，癌病有可能寄居到五脏。但是，由于心的灵活性强大（血聚而不留），心脏是不生癌的。脾主运化，一日三餐，脾也不生癌。肺也不停地呼吸，为什么生"肺癌"呢？因为肺在人体进行气体交换的时候，只用了一部分的肺，只有在深呼吸的时候，才会用到所有的肺的运动。

我们在人体安静的时候，可以感觉到心跳、肚子咕噜（脾的运化），但是肺、肾、肝的运动却是觉察不到的。

综上所述，我们大致有一个思路，中医是可以治疗肝癌的。但是，并不是所有的肝癌都能治好。

在肝功能还存在的时候，通过"血缘关系""最亲密的关系"（相生相克），维护好五行运转系统的正常，大致上是"有药可救"的。

特别是癌症的前期，没有症状期，有意识地增加某脏的运动，比如，患肺癌，积极锻炼身体。患肝癌，保持好的心态。患肾癌，增加腰的灵活性（腰为肾之府）等。这些举措都能有效地防癌治癌。癌症不可怕，可防可治。

不是让癌死，是让癌周围的正气活起来、活起来、活起来……

心脏笑了。

一〇一、肾精的养护

肾藏精。精，指精气神的"精"，精神的"精"。我们看到一个身强体壮的小伙子，常形容他"倍儿精神"。

从这些词语里，我们知道这个"肾"是先天的道理；年轻时候茁壮，壮极而衰。

我们大家都想健康长寿，衰的时间表延长再延长，对不对？

孔子讲：食色性也。

老百姓讲：民以食为天。

佛家讲：色即是空，空即是色。

耶稣讲：贪为万恶之源。

我们要分清正常的和非正常的。

中医讲：淫，是"过"的意思，如过分、过度、异常。

古话说：饱暖思淫欲。古代皇帝三宫六院，纵欲者多，大多寿不长。因此，寿长的皇帝都是了不起的，能够把握一个适当的度。只可惜这样的皇帝少之又少。

冬天来了，从春养肝、夏养心、秋养肺、冬养肾的角度来看，这个月冬至的节气就要到了，是考虑养肾的时候了。

肾是先天之本，肾藏精，肾主骨、生髓，肾主封藏，其华在发，开窍于耳，肾司二便。但是其开合的功能却是"水生木"，其子"肝"，肝主疏泄，肝藏血。其母是"金肺"，肺通调水道，肺为华盖，肺朝百脉，肺司呼吸。所以就呼吸的功能而言，是"肺主呼吸，肾主纳气"。

金生水，水生木。肺、肾、肝三脏产生联系。

富贵不能淫，贫贱不能移，威武不能屈。其中的淫，就是"过度"之义。中医讲究"中和"，一切疾病的根源均是"太过"和"不及"。

人先天有肾，后天有脾，因此孔子说"食色"是"性"。性后面是命，也就是说，性好了，是命，性不好了，也是命，合起来叫"性命"。

所谓的好，就是"恰当""适宜"，不贪，不淫。见到好的不要把自己撑坏了，前者伤脾，后者伤肾。

脾伤则纳差，食不好则肉不长，肉不长则筋不养，筋不养则骨不硬，骨不硬则髓不生，髓不生则脑不充，脑不充则人健忘衰老。

肾伤则腰痛，腰痛则转侧不利，则腿疼，脚软，步履蹒跚。这跟前面说的"倍儿精神"，就呈现出天壤之别了。

知道为什么全世界都倡导"一夫一妻"制了吗？

知道商业社会里，为什么"物欲横流"了吗？

知道精神层面包括"精"和"神"，两者跟身体密切相关了吗？

护精，才会护神，才能长治久安。

一个是"节"，一个是"制"。

一〇二、贴膏药为什么能治疗骨质增生

我们经常会看到贴膏药治疗腰疼腿疼。

腰疼腿疼要么是感受风湿了，要么是骨质增生。

那么，贴一些活血膏为什么能治疗骨质增生或骨刺呢？

有道理吗？

有！

我们来看看前因后果：

年轻的时候不会有骨质增生，年龄大了都有骨质增生。

有的没有症状。

有的出现疼痛麻木。

为什么有的有症状，有的没症状呢？

我们都知道人体是一个平衡体，就像平衡木上的体操运动员，我们生活工作中无时无刻不在维护着身体的平衡；只是不像体操运动员那么夸张。

如果一个姿势久了，就会出现一边的硬化。硬化带力，使另外一侧受累。但是另外一侧的力量是在被动维护身体平衡的力量，我们称之为"应力"。应力就会导致韧带的硬化、钙化、骨化，形成骨质一样的东西，我们在影像学上叫"骨质增生"，现在大都叫"退行性变"。

这个应力充斥在身体的每一个部分。反过来说，人体的每一个部分都有硬化、钙化的可能，尤其在韧带附着的地方，比如腰椎棘突、膝关节、肩关节、足跟等，表现得尤为明显。

因为在这个过程中，每个人的承受能力是不一样的。有的人维持平衡的能力超强，即使应力极大，但是他的代偿能力也超强，经过几天的不适后，就找到平衡了（拉力与拉应力、压力与压应力，张力与张应力），从而疼痛缓解，警报解除。

所以，平衡是关键。

上下平衡、左右平衡、内外平衡、整体平衡、局部平衡等。不平衡，影响了生活和工作，应力就会增加，硬化加强，稳定性增加。如果没有那么强大的能力，就会出现症状——疼痛长期不能缓解。我们用影像检查，发现有骨质增生或骨刺。

从以上分析可知，增生是先疼后检查，不是先检查后疼，所以骨质增生常有，疼痛不一定有，或者说，很少有。

得出结论：膏药治疗的是疼痛，绝对不是治疗骨质增生或骨刺。

那么，这个疼痛，为什么有的好治，有的不好治呢？

第一，每个人的平衡能力不同。

第二，每个人的体质不同。

第三，硬化得多和硬化得少不同。

第四，每个人的工作压力不同。

第五，每个人对自己身体的了解程度不同。

第六，每个人的知识程度不同（跟文化程度、聪明程度无关）。

膏药为什么能起作用？

膏药的性能无非是活血化瘀，那么，促进局部的血液循环，也促进了局部神经的觉醒，减轻了局部的负担，拉力减小，应力减小，疼痛减轻甚至消失。

但是，这是治疗症状，绝不是治疗骨质增生本身。

那么，为什么有人贴膏药也好了呢？

第一，病人感到被重视了（有个东西贴在哪儿，就会自觉不自觉地制动）。

第二，外面拉力疼的感觉因为受到药物的长期刺激，麻痹，从而症状消除。但是，力量并不会消失，增生加剧，但是，疼痛症状没了，误以为好了（外面麻痹了，里面又没有感觉疼的神经或感觉疼的神经没有体表明显）。

那么，为什么有人贴了膏药依旧不好呢？

这是因为局部的作用影响不到人体的平衡力，人体整体的活性不够，所以，局部贴膏药无济于事。

综上所述：贴膏药是治疗症状，调动里面的平衡能力来治愈疾病，并不是说能消骨刺；好了就好了，不好还得治疗。

一般年轻的时候，出现疼痛，都好治疗，自我代偿能力大。

年纪大的时候，都有骨质增生。如果骨质增生是均匀的，不会出现疼痛症状。如果出现症状，就要找原因，疼痛的原理一样是张力与张应力、拉力与拉应力、压力与压应力之间的矛盾。

解决的方法——调节力平衡。

在这么多的治疗方法里，针刀松解无疑是更直接、更彻底。

就像两个人打得不可开交，你用针刀刺破了一方的手臂，那下次它绝对不敢再去惹是生非了。这也可以理解为"一朝被蛇咬，十年怕井绳"。

治病同理。

为什么怕风呢？怕风是因正气不足。正气不足是正气虚，正气虚是神经电不足，神经电不足是受到遏制，受到遏制是因神经压迫，神经压迫是因腰椎有问题，腰椎的问题是突出，突出的问题是因劳损，劳损的问题是因筋短，长筋变短，小筋变粗。

针刀的作用机制恰恰是松解肌肉韧带，使短筋变长，粗筋变细，恢复活性。

所以，腰腿疼到最后还有针刀呢，不要灰心，勇往直前。

最后出一个问题考考大家，是哪疼扎哪吗？或者说，哪疼松解哪吗？为什么？

一〇三、"将军肚"是吃出来的吗

人到中年，也就是我们经常说的四零五零，往往出现将军肚，腹部会堆满脂肪，行动不便，影响美观，穿衣服不好看，买衣服也难。

我们从生理病理来探讨这个问题。

在人生的长河中，40岁、50岁是一个比较重要的时间。

一方面，事业有成。另一方面，上有老，下有小，家庭责任、社会责任巨大，身体好呢，还好，吃糠咽菜，咬咬牙度过去。身体不好，就会有很大的麻烦。

很多人不注意，肚子大了，依然不觉得是一个问题，或是一种病，依然我行我素，大不了1年去医院体检1次，检查指标没什么大问题，成天生活在指标正常，精神不佳的状态中。若指标有问题，却并不知道问题出在什么地方？

还有人选择节食或吃素或辟谷，但是仍然不能从根本上扭转肚子大的状况。

其实肚子大是种病。

从精气神的角度来看，精是腰，气是胸腹，神是大脑；从经络来看，前面是任脉，后面是督脉。

随着年龄的增加，颈椎腰椎肌肉韧带的劳损，会聚集很多的能量，比如在颈后部出现堆肉，大椎穴处出现鼓胀（富贵包）。在腰椎会出现腰椎间盘突出和腰椎间盘突出症，也是聚集了很多的能量。任督二脉的循行会在颈椎和腰椎的部位出现能量的堆积，这个原因所导致的结果就是人体在中焦任脉胸腹的部位出现气虚（能量就是气）。

脾胃运化不好，湿气重，气滞中焦。中焦气滞，能量虚弱，就会出现瘀堵，包括脂肪的瘀堵和沉积，从而形成"将军肚"。

这个病很多时候并不会表现出症状（不会出现哪疼哪痒），所以不会被人真正重视，都知道减肥，但并不知道其中的原因（真正的原因）。

肚子大，中焦气虚，气少肉多，这是现实。

中间气虚，中焦脾胃，为气血生化之源，人体后天之母，健康长寿之本。这里气虚，光补是没有多大作用的，我们这一篇就是明确告诉您，为什么？

通过任督二脉的循行、体用，我们知道随着年龄的增加，颈椎腰椎出现劳损，能量积聚在颈椎腰椎这两个部位，消耗掉人体大多数的能量，导致中间气虚，产生将军肚。那么有人要问了，中间气虚会不会导致糖尿病、高血压、高血脂，也就是我们常说的"三高"症呢？答案是，会的。仔细想想还真是那么回事。

打通任督二脉，首先要打通颈椎腰椎的通道，这里已经是"蜀道"，需要"动土了"。颈椎腰椎的道路疏通了，中间的腹气胸气也随着加强，心肺、脾胃、肝胆胰小肠大肠的能量统统加强，好处当然多多。

小结：中焦运化不动，导致脂肪大量堆积。非实也，真虚也！

解法：针刀处理老化的颈椎腰椎，修炼体形，扭腰松胯，摇头晃脑。

一〇四、小儿发热

最近小儿发热流行。

在医院，下班时间早到了，儿科门诊还在熙熙攘攘，热闹异常。护士反复给家长交待，不看完患儿，医生不下班。

病原体直指病毒感染。

患儿晚上高热，吓得家长连夜带着患儿往医院跑。

最近网上又在说雾化好，两害相比取其轻。但是，都已经说了此种小儿发热是因病毒感染引起，还用抗生素治疗。抗生素是抵抗细菌感染的，用在此处不对症嘛，有什么可比的？

想想SARS是怎么被灭的？

中医中药派上了大用场。

但是，现在能真正灵活应用中医中药的医疗机构和医生太少了。

家长时常没有办法。

小儿发热急，病情发展快，易感，易传，易变，且还有一个特点，就是好得也快，不留后遗症。有关这一点，好多家长都没有注意到。

我们在临床治疗小儿疾患20多年，从给别人的小儿看病，到给自己的孩子看病，深深感受到中医中药对孩子的好处。

就拿这次流行性感冒发热来说，用中医中药有一些经验，特拿出来跟大家分享。

小儿患病通常有两个病因，一个是外伤，一个是饮食所伤。

我们说孩子有病，基本上是吃撑了，运化不力，导致抵抗力下降。

我们还经常听到人们说，食烧。

小儿发热是免疫系统启动，调动身体的能量来歼灭病菌病毒，其实是一个正常的反应。但是家长往往反应过激，抱着孩子往医院跑，生怕耽误了病情。

其实现在医疗资源非常丰富，发热并非什么大不了的问题。若晚上发现孩子发热，可采用物理降温法，如酒精擦身，同时多喝温开水。如果是高热，可酌情给孩子服用泰诺林或美林。如果是低热，可酌情给孩子服用小儿氨酚黄那敏颗粒或者小柴胡颗粒。忌生冷油腻。另外，既然是吃多了，食积，还是以汤汤水水为食就行了。切记不能再买好吃的给孩子了。

孩子的病有一个特点就是朝轻暮重，夕加夜甚。因此，一到晚上父母都不大敢睡觉。故我们常讲，不做父母不知道父母的恩情重。

发热、咳嗽、有痰、大便干，加上消化不良，孩子精神不好是正常的，父母又开始担心了，怕有个什么闪失，罪过大了。孰不知，等孩子这一个阶段过去，就又有精神了。

关于直肠给药，我们在临床摸索了10余年，用纯中药20毫升，温度36℃～37℃，从肛门推入直肠内。此疗法没有任何副作用，一般每天2次，3天就能治愈了。

疾病若不是因细菌感染引起的，就没有必要用抗生素。抗病毒的药很少，中医中药真的可以对病毒性疾病起作用，希望家长们不要再为孩子的病毒性感冒忧愁不已了。

中药直肠给药——这个季节常用药物：柴胡、连翘、桔梗、桑叶、菊花、金银花。

祝孩子们个个能健康成长！

一〇五、腰椎间盘突出

腰椎间盘突出症是由于腰椎间盘突出压迫神经所出现的腰腿疼症状。

提几个看法或问题如下：

1.后突常见。

2.后腰腿疼常见。

3.突出没症状。

4.临床症状和突出大小不成正比。

5.治疗方法众多。

6.从保守到手术有多长的距离？

7.针刀操作哪种方式更好？

椎间盘是椎体之间的缓冲垫。

椎间盘随着人体的活动和静止、压力和张力来吸取营养和排出废物。

随着人体年龄的增长，椎间盘受到各方面的扭曲压力导致损伤和老化。首先是纤维环破裂，继而髓核向后突出到椎管里和脊髓共占一个空间。这就是影像学里面的椎间盘突出压迫硬膜囊。

压迫或是持续的压迫，导致的是麻木和缺血坏死。但是临床几乎都是后腰腿部的疼痛症状。因此，椎间盘突出压迫神经的临床机制似乎和影像学的报告不符合。

针刀医学从原理上早就指出，椎间盘突出压迫神经，临床机制不对，实际上应该是髓核和脊髓共占一个空间，导致神经活动度降低（因粘连）而出现临床腰腿疼的症状。

一个想动，一个是神经传出不利，导致代偿（劳累）而出现失代偿，继而出现临床症状。

椎间盘突出一般是向后突出，是因为后纵韧带比较薄弱，后面活动度大，灵活性强，所以空间就大，椎间盘坏了以后，髓核一般是向椎管里面滑动，导致影像学的椎间盘突出压迫硬膜囊。

这时候，在椎间孔里面穿行的神经，是有一个活动度的，由于空间变小，压力、张力变大，神经根内收外送困难重重，而出现（劳累）代偿，诱因导致失代偿而出现临床症状。

人体如果年轻，肌肉活动度良好，重新调整压力、张力状态，即可自己有效缓解症状，或经过正确的手法牵引和其他保守治疗方法就可有效地缓解临床症状。

人体都会老化的，到了四五十岁，人体肌肉劳损——变硬、灵活度降低、稳定性增加，不能有效地自己调整椎间盘周围的压力、张力，从而出现后腰腿疼的症状长期不能缓解。

我们上面的看法或问题提到，椎间盘突出压迫神经并不是向后突出就压迫腰腿后部的神经，神经根的神经有股神经和坐骨神经两大支，一个在前（股神经），一个在后（坐骨神经），即使神经活动不利出现代偿，那为什么后面疼多见，前面疼少见呢？

前面股四头肌力量大，后面股二头肌力量小，所以先出现后面的症状。

因此，并不是后突就压迫人体后部。

腰部是人体的运动枢纽，力量非常强大。强拉腰椎，八匹马都拉不断。

腰椎间盘突出是症状，腰后部疼痛椎间盘突出是影像。实际上腰疼或坐骨神经疼是对盘内外的压力、张力，人体失去了调节的能力，是腰部太硬，腰肌劳损，是一个姿势太久（主要指坐），这个机制大家认同吗？

椎间盘都会突出，椎间盘早晚都会突出，如果是缓慢地、均匀地、没有症状的，这是人体自然老化的必然，没有什么大惊小怪的。

就像发热，找出原因，汗、吐、下，排泄排泄就好了。

后腰部的疼痛和坐骨神经痛，提示人体不是腰椎间盘突出了，是后腰部稳定性增加，灵活性减低，代偿能力差，不能够自己调整盘内外的压力和张力，从而出现腰疼和腿疼。

每个人都有可能腰椎间盘突出。

每个人对之认识不一样。

临床出现各种各样的人生。

悲欢忧喜。

愿有一双圣手，轻轻一捏一拿，腰椎就变活了，腰椎间盘盘内盘外的压力、张力得到了缓解，警报解除，腰部灵活，神经又欢快地工作和忙碌着……

一〇六、《易经》与中医

《易经》发源于约6400年前，伏羲创立了八卦。

4000多年前出现了黄帝和《黄帝内经》。

3000多年前文王写下了《周易》。

2000多年前战国时期出现了中医的鼻祖扁鹊。

孔子圣人出现。

1800多年前出现了华佗和张仲景。

在广阔的黄河流域展开了世代更替的历史画卷。

医学来源于《易经》。

300多年前西方的科学家莱布尼茨的二进制被现代飞跃式发展的计算机科学和互联网络所证实——它们的信息处理和传输，运用的正是莱布尼茨的表示和算法。莱布尼茨将二进制看作"宇宙语言"，在他的二进制图形里面就有来自中国《易经》的"伏羲八卦图"和"阴阳"。

但他的二进制系统却无法与后天八卦图建立联系，他只好得出这样一个结论：八卦图的内涵远非二进制数系可以完全模拟。

中国岂止是中医源于《易经》，整个的人文、天文、地理、科学、生活等的发源皆来自《易经》。

五行是方位，在人体也是方位，是体；功能是用。体是先天，用是后天。

比如木对应的是人体的肝脏，火对应的是人体的心脏，土对应的是人体的脾脏，金对应的是人体的肺脏，水对应的是人体的肾脏。

又如南水北调、西气东输、经济的贸易顺差逆差、相生相克，小到我们人体，大到整个世界，都逃不掉它的规律。

老师讲：卦都好，只是要看透其时间空间的不同。

看病也是一样，没有坏病，都是好病。

换种思维，换个时间，换个空间，仅此而已。

但这并不容易。

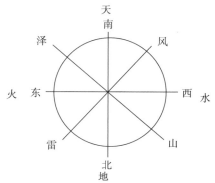

坐北朝南，前朱雀，后玄武，左青龙，右白虎
顶天立地，水火不相射，山泽通气，风雷不相薄。

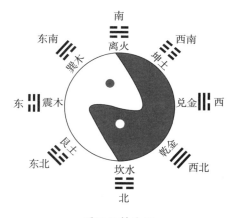

后天八卦为用

一〇七、干裂的因

冬天我们看到皮肤黏膜干裂，裂口，出血，外用药效不好，为什么？

答案是因阳气不足。

我们人体有70%的水分，就像山川河流，风水轮流转。

如果看到有一潭积水，长期不动，就会发出异味。

强调一个"动"，不动就坏，坏则发臭发酵，产生炎症、感染、瘤、癌。

五脏里面肝为巽，为风；肾为癸，为水；人体的风水就是肝和肾。

有臭水不怕，一个是肾的流动，一个是肝风的气化，当然还得肺金的干燥，大不了还有脾土的掩埋。

比如手干裂，一块一块，厚厚的茧子，中间裂几条沟，沟里渗着血丝，常见到病人半年间用了很多方法都不好。

病人是以腰椎间盘突出，腰疼，腿疼，脚后跟凉、疼、麻来诊治的；还有高血压症，吃了几年的西药；不经意把手亮出来让我看，看能不能也一块儿治治。

思路：治疗腰椎间盘突出症，先把水搅动起来（肾主水），进一步疏理肝气（肝主风），再扎扎大椎、肺俞，调理肺气（肺合皮毛，肺主燥，干化局部瘀水）。

治疗：①腰椎；②颈椎；③局部。

前两项大家都知道了，局部除扎出血，建立底和表的连通以外，扎了食指底部内侧两针(董氏奇穴)。

治疗结果：两次后，病人感叹，半年了，都说不好治，没想到来治疗腰椎间盘突出，把手也给治好了。

●思路决定出路

针刀辨因论治是一个新的提法，是建立在中医理论基础上的针刀治疗方法，我们称它为中医针刀，但是这一套理论体系还很不完备和完整，不是所有干裂的病人都要用这种方法治疗。但是，这是治因，是临床治疗干裂的最核心思路。可以从局部入手，也可以用董氏奇穴。可以补肝补肾补脾，也可以补阳气（太阳一出，万路皆通，带去营养，皮肤滋润），还可以外用，有保湿的，有去死皮的，有活血通络的，等等，万法一等，终归于因。

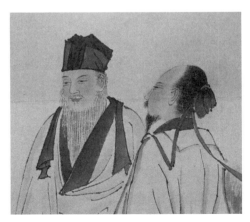

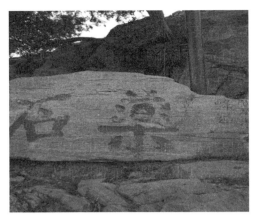

说明：上图为中医鼻祖扁鹊用过的石头，据说是打造针、刀的原料

一〇八、再论人生最后一次骨折

股骨颈骨折——人生最后一次骨折。

七老八十的老人，最怕摔倒，摔倒容易骨折，最怕的是股骨颈骨折。

换髋关节或叫髋关节置换成为首选。

有的患者说了，我不做手术。

结果呢？

长期卧床，生褥疮，生活不能自理，下肢静脉血栓，最后栓子脱落进入肺，形成肺动脉血栓，生命就基本走到了尽头。即使没有到这种程度，长期卧床，人生命的尊严再无从谈起。

为什么说是人生最后一次骨折呢？顾名思义，以后再也不会动了，骨折的事就没有了。

罪魁祸首是谁？

答案是骨质疏松。

怎么办？

答案是补钙。

呵呵，好像哪里不对了吗？

事实是什么呢？或者说事实的真相是什么？

其实神经才是罪魁祸首！

前面的分析已得出结论，肌肉韧带之间的平衡，是我们整个针刀医学的核心。

骨头不会坏，看看考古，几千年的骨头比比皆是。

肌肉、韧带这一对难兄难弟，在神经的支配下，给人卖了一辈子的命，到最后，被神经欺负得太厉害了，不得不把骨头给赔进去了。

事实如此。

我们人体随着年龄的增加，稳定性增加，灵活性降低，韧带钙化，形成骨质增生。哪来的钙呢？当然是近水楼台先得月，从骨头里面"借"，关键是，很少有还的！于是骨头的钙流失了（到韧带去了），骨质疏松了，补钙的作用其实微乎其微，事实是，人体的稳定、加固，需要的大部分钙是骨头给它的。

好，我们接着分析：

神经，即使是中枢神经，也不能预知人体将要遭受什么意外。

外伤突然来临的时候，出于人的本能，肌肉猛然收缩，这叫"应变"。长期以来，韧带养尊处优，当灾害突然来临，一点准备都没有，继续大力拧转骨头，"骨折"不能幸免。

俗话说：人老了，有两个地方不能坏，一个是嘴，一个是腿。嘴能够进食以维持生命，腿能够行走给予生命以尊严。

怎么办？

相信读者都知道针刀是干什么的了：

第一步，能够维持人体平衡；第二步，能够维持人体尽可能的灵活性。

试想，假如老人还有一定的灵活性，经常走走，活动活动，韧带不至于那么僵硬，那么骨质疏松也不至于那么不堪一击。现在很多老人都能活到九十、一百，到那时，依然需维持平衡和尽量维持一定的灵活性，才能有效地避免"最后一次骨折"。

敲黑板，讲重点！

椎间盘的弹性和活性是我们人类生命的源泉，从年轻时的不平衡，挤压变坏，到生命最后关头的力挽狂澜，谁能做到？

针刀医学，平衡医学里面的精华，从结构入手，打破、重建、重塑，打破稳定性，恢复灵活性。试想：如果到最后腰椎还有那么一点点的能耐，摔倒突然来临的时候，腰部能够把力量消化吸收一部分，还会骨折吗？

尾声

"雄关漫道真如铁，而今迈步从头越"。恩师朱汉章教授说："谨把针刀医学献给全人类珍惜健康的人们"，受此谆谆教诲，笔者感到内心最深处的琴弦被拨动了，从此"热爱"成了笔者工作生活中的唯一。自己的生命，病人的生命，人类的命运，作为医生，能在中国新时代里做出一点事情，实属幸运。撰写《针刀辨因论治》时，笔者是将老师的教育照本宣科。而本书的内容，是笔者自己近30年来"真枪实弹"得来的经验小结，是给自己暂时画一个分号。六十年一甲子，前半程马拉松即将跑完，运筹帷幄准备下一个半程马拉松的身体储备。不急不慌，留得青山在，不怕没柴烧，身体是革命的本钱。在新时代的今天，物质生活满足以后，追求更高一级的精神生活，应是我们每一个中国人的状态，那么，怎样保护好自己的身体，不受伤害或少受伤害，是新生活的基础，也是笔者的大愿，祝福我们每个人身体健康，家庭和睦，生活美满幸福。

最后用苏轼的诗作为结尾：
横看成岭侧成峰，
远近高低各不同。
不识庐山真面目，
只缘身在此山中。

杨戈

2020年4月18日星期日于郑州